焦明耀 赵春杰 ◎ 编著

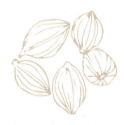
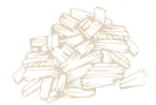

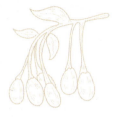

简单消百病

# 简单**食疗**消百病

金盾出版社
JINDUN PUBLISHING HOUSE

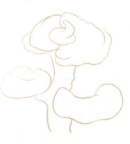

**图书在版编目（CIP）数据**

简单食疗消百病 / 焦明耀，赵春杰编著. -- 北京：
金盾出版社，2025.2（2025.5 重印）
　　（简单消百病）
　　ISBN 978-7-5186-1543-8

　　Ⅰ. ①简… Ⅱ. ①焦… ②赵… Ⅲ. ①食物疗法
Ⅳ. ① R247.1

中国国家版本馆 CIP 数据核字（2024）第 030408 号

# 简单食疗消百病
## JIANDAN SHILIAO XIAOBAIBING

焦明耀　赵春杰　编著

| | | | |
|---|---|---|---|
| 出版发行：金盾出版社 | | 开　本：710mm×1000mm　1/16 | |
| 地　　址：北京市丰台区晓月中路 29 号 | | 印　张：14 | |
| 邮政编码：100165 | | 字　数：150 千字 | |
| 电　　话：（010）68276683 | | 版　次：2025 年 2 月第 1 版 | |
| 　　　　　（010）68214039 | | 印　次：2025 年 5 月第 2 次印刷 | |
| 印刷装订：河北文盛印刷有限公司 | | 印　数：5 001 ～ 6 500 册 | |
| 经　　销：新华书店 | | 定　价：66.00 元 | |

# 前言

中医食疗养生历史悠久，源远流长。大自然赐予的空气、水、食物，使人类得以繁衍生息。人们通过调节日常饮食达到养生保健的目的。

食疗又称食治，是一种在中医理论指导下利用食物的特性来调节人体功能，使人获得健康或愈疾防病的方法。食疗所用的食材是来自菜市场、超市的粮食、蔬菜、肉蛋、水果等，也包括某些药食两用食材，如生姜、山楂、大枣等，但绝不是来自中药房的专用药物。食疗主要用于无病时的养生保健，也可用于患病时的辅助治疗。为了让更多读者能通过食疗强身健体，我们博采众长编成这本《简单食疗消百病》。

本书分为食疗基本理论知识、慢性病食疗调理、常见小病食疗调理、全家健康食疗调理四个部分。对相应疾病的病理、疾病特征、防治等做了详细的分析，对食疗注意事项做了特别标注，让读者"明白治、放心吃"。

每首食疗方有详细的材料、做法、宜忌、食材功效讲解，所用食材常见易得，煮、熬、蒸等烹饪手法操作简单，配以精美食材、食谱图片，让整个食疗方一目了然，轻松达到"简单食疗消百病"的目的。

特别声明：本书内容仅限于饮食调理和辅助治疗，需对症应用。对于急性、危重症患者而言，应尽早到医院治疗并遵从医嘱调养。

　　最后，衷心祝愿每一位读者都能跟着我们的食疗方吃出健康和快乐，无病无忧，长命百岁！

焦明耀　赵春杰

# 目录

## 第三章 常见小病食疗调理

## 第四章　全家健康食疗调理

### 儿科疾病食疗方

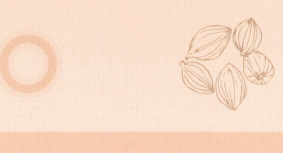
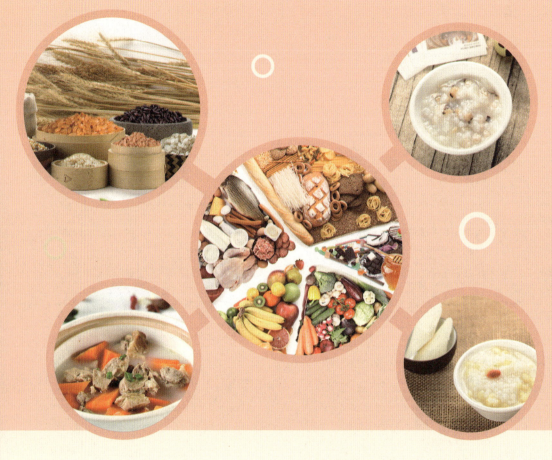
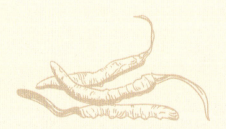
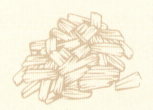

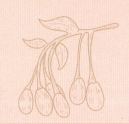
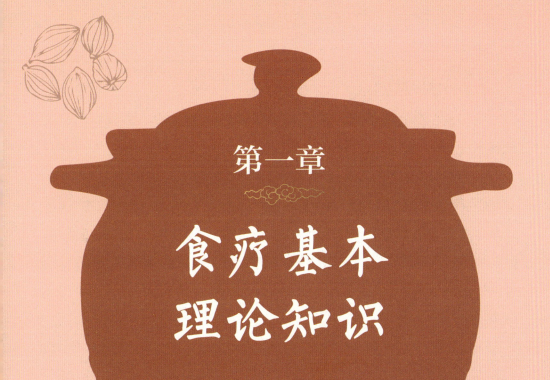

# 第一章

## 食疗基本理论知识

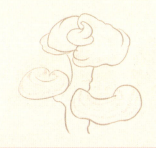

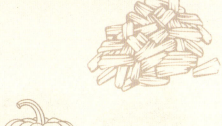

# 天生万物，食之养人

### 食疗的发展基础

中餐是在广袤的中华大地上逐渐形成并发展起来的，至今已有上千年的饮食文化积淀，其悠久的历史和深厚的文化底蕴令我们自豪。

我国第一部农耕专著《齐民要术》中收集了谷类、豆类植物10多类，200余种；蔬菜20多类、100多个品种；此外，还有鱼、肉、蛋有100余种。中华农耕文明使我们逐渐形成了以谷物、豆类为主，配以足量蔬菜，以动物性食物为补充，兼食水果的传统膳食结构。这种膳食内涵丰富，保健养生功效明确，保证了人体膳食营养的平衡，是非常健康又科学的饮食结构。

《淮南子·修务训》中称："神农尝百草之滋味，水泉之甘苦，令民知所避就。当此之时，一日而遇七十毒。"由此可以得知，早在"神农尝百草"时期，我们的先民就一直在实践着"食药同源、膳药同功"的理念。诸如"宁可一日无肉，不可一日无豆""饮食清淡，素食为主""青菜豆腐保平安"等膳食理念深入人心。"凡膳皆药""药补不如食补"的食疗理念代代相传。

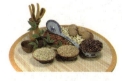 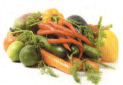 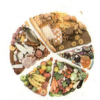 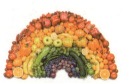

所谓"药食同源"，是指中药和食物同出一源。中药多来源于植物、动物和矿物等。同样，人类日常的食物也来源于自然界的植物、动物及部分矿物质等。所以说，中药和食物的来源是相同的。

## 源远流长的食疗文化

食疗在我国有着悠久的历史，它起源于原始社会，从唐、宋直到当代一直处于兴盛阶段，越来越被人们重视和欢迎。

周代，我国就已经开始了对饮食营养进行研究，且形成了相关制度，《周礼·天官》记载有"食医""疾医""疡医""兽医"的详细分科，其中的"食医"专司饮食营养卫生。

西汉末年的医学专著《黄帝内经》提出"凡欲诊病者，必问饮食居处"，以及"治病必求于本""药以祛之，食以随之"的治疗原则。该书将多种食物分列于五味之下，用以治疗五脏之疾，书中对膳食治疗进行了论述，总结出"毒药攻邪，五谷为养，五果为助，五畜为益，五菜为充，气味合而服之，以补精益气"的膳食配制原则。

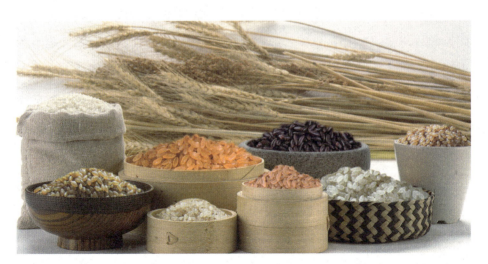

《黄帝内经》中的"五谷"指稻、麦、黍、稷、菽。如今，"五谷"泛指各种谷类、豆类等，俗称"五谷杂粮"。

秦汉时期，经济文化快速发展，这加速了食疗方研究的进程。东汉末年的《神农本草经》是我国现存最早的中药学专著，书中载药365种，按药物的性能和使用目的不同，将药物分成上、中、下三品。

魏晋南北朝时期，药膳理论出现了一些专门的著述。在晋代葛洪的《肘后备急方》中，记载了多种简便食疗方，如海藻治瘿病、羊肝治雀盲等。梁代医药学家陶弘景著成《本草经集注》，对药物和食物进行了分类。北魏崔浩的《食经》、南朝时期刘休的《食方》等著述对之后中国食疗理论的发展起到了承前启后的作用。

到了唐代，中国食疗法在理论上得以系统发展。唐代名医孙思邈的《备急千金要方》中有专门的"食治"篇，分为果实、菜蔬谷米、鸟兽及虫鱼五部分，共记载药用食物多达162种，载有食疗方117首，书中还特别指出"食能排邪而安脏腑，悦神爽志，以资血气"，"若能用食平疴，释情遣疾者，可谓良工。长年饵老之奇法，极养生之术也"。至此，食疗学独立成为专门学科。

宋元时期，为饮食疗法学全面发展时期。宋代官方修订的《太平圣惠方》一书中，专设"食治门"，共记载有食疗方剂160首，可治疗28科病症，此时期食疗方出现了粥、羹、饼、茶等多种剂型。到了元朝，统治者重视医药理论，提倡蒙、汉医的结合，并乐于吸收外域医学的成果。元太医忽思慧所编著的《饮膳正要》为我国最早的营养学专著，其中收载食物有203种。此书首次从营养学的观点出发，强调了正常人应加强饮食、营养的摄取，用以预防疾病。

到了明清时期，各种食疗方剂、药物和食物的性味功用的研究都有很大发展，这一时期的相关著述内容也更为丰富多彩。明代医学家李时珍的药物学巨著《本草纲目》中所记载的药物，有许多可供食疗方使用，营养十分丰富，疗效极高。

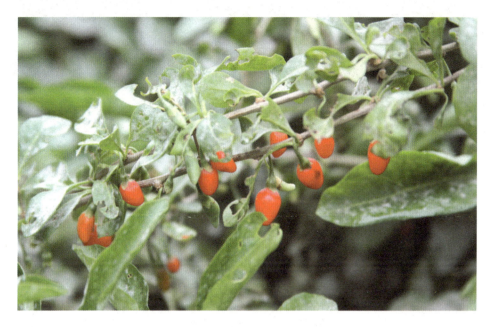

药物学巨著《本草纲目》博大精深，记录了大量可作药食同源植物的资源。

这个时期，还出现了很多对食疗学发展有价值的医药古书，如卢和撰写的《食物本草》。后姚可成又对《食物本草》进行辑补，共载食物1682种，不但叙述全面，且注有名称、产地、加工、制备、治疗功效等，此书被认为是我国明代食物专著中较完善的版本。

到了现代，国家繁荣昌盛，人们的生活水平大幅提高，食疗越来越受到人们的重视和欢迎，从而得到了更大的发展和推广。

# 食疗，寓医于食的养生智慧

## 何为食疗

　　人们生存的第一个条件就是食物。要科学地搭配食物，就离不开食疗。所谓食疗，概括来说就是借助食物来治病，是在中医药理论的指导下，根据病人的病情和不同体质，选取具有一定保健、治疗功效的食物，通过烹调加工，使之成为色、香、味、形俱佳的食品。人们通过食疗防病、治病，直接或间接地用于治疗疾病，或进行辅助治疗。

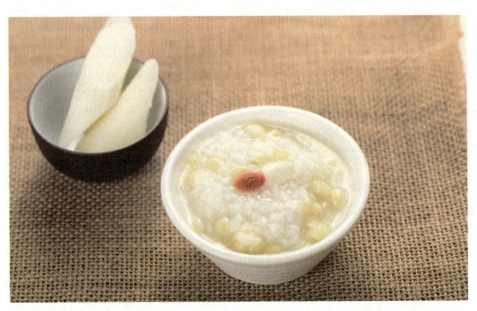

看似普通的山药，属药食同源之品，被《神农本草经》列为补虚上品，有"小人参"的美誉。

## 食疗的特点

### 双向性

食疗通过饮食来实现治疗疾病的目的。孙思邈认为："食能排邪而安五脏，悦神爽志以资血气。"食疗方既能供食用，又可供药用，既能充饥又能治病。例如百合粥以百合、大米、冰糖为原料，作为日常食用的粥类味道可口，同时又有养阴益胃的功效。

### 简廉性

"简"是说食疗方法简单方便。人们只要在日常饮食上稍加调整，就能使身体得到更多的补益。

"廉"是说在经济方面的省俭。食疗法可以让普通的食物发挥出它食物和药物的双重功效。选择对症的食疗方，可以省去大笔的药费开支。如枸杞子、核桃仁、龙眼肉、怀山药、薏苡仁、猪肝、羊肾、猪脊骨等日常生活中经济易得的食物，都是食疗佳品。此类食材诸多，如能用之得法，既能充饥又能健身。

### 广泛性

食疗的效果好，人们越来越乐于接受这种方式。比如，糖尿病患者，若能对症且有规律地食用以怀山药、山茱萸、大米为原料的"山药萸肉粥"，就能达到滋阴固肾之效，对身体大有好处。

### 地域性

我国幅员辽阔，风土人情、自然气候的差异极大。在食疗方中，东南西北、春夏秋冬、寒热温凉、甜酸苦辣，诸多方面都反映出地域性的特点。如北方多寒，南方多湿，春寒夏炎，秋凉冬冷，北方人喜用大蒜，南方许多地区喜食辣椒等。

## 食疗的作用

俗话说"民以食为天"。人类为了保持正常的生命活动，就必须不断地进食获得各种必需的营养物质，这种由饮食进入人体后，经过消化、吸收转变为人体必需的有效成分，就叫作营养素。

一般来说，人体需要蛋白质、脂肪、碳水化合物、维生素、无机盐、水和纤维素七大类营养素。这些营养素对人体的作用有三点：一、作为能源物质，给机体活动供应所需的热量；二、作为"建筑材料"，给身体生长发育和组织修补供应所需的材料；三、作为调节物质，维持人体的各种生命活动。

人体为维持正常的生长、发育、延寿，对所需要的各种营养素有数量、质量和种类的要求，还需要比例合理。

正确地运用食物疗法，可以供给人体所需的各种营养素和热量，能提高人体的抗病能力。例如，中医学认为丝瓜具有清热化痰、祛风通络的功效，现代医学经研究证明，丝瓜含有生物碱、氨基酸、糖类、皂苷、脂肪、蛋白质、维生素 B 族和维生素 C 等营养素。对于人们来说，它既是常见时蔬，又有辅助治疗痰热咳嗽、大便秘结、经络阻滞、关节不利等病症的作用。

## 食疗材料的四性五味

在食疗应用中，不仅要注重疗病的作用，对于食疗中食物的营养及其搭配也要重视。中医将药材和食材分成"四性""五味"。食疗养生则按药材和食材的性、味、功效进行选择、调配、组合，讲究用药物、食物之偏性来矫正脏腑功能之偏，以达到让体质恢复正常平和的目的。

"四性"即寒、热、温、凉四种不同的性质，又叫"四气"，也是指人体食用后的身体反应。人们可利用食物的性味调整人体气血阴阳。

介于寒凉和温热性质食物之间的食物，视之为平性；食后能减轻体内热毒的食物，属寒凉之性；食后能减轻或消除寒证的食物，则属温热之性。

### 食物的"四性"

| 食物性质 | 功效 | 适宜人群 | 食物种类 |
|---|---|---|---|
| 温热食物 | 具有温补散寒、壮阳暖胃的作用 | 寒证或阳气不足之人 | 荔枝、龙眼肉、栗子、大枣、核桃仁、生姜、葱白、大蒜、韭菜、南瓜、羊肉、鳝鱼、鲢鱼、虾、海参等 |
| 寒凉食物 | 具有清热泻火、滋阴生津的功效 | 热证或阳气旺盛者 | 绿豆、莲藕、芹菜、冬瓜、黄瓜、苦瓜、丝瓜、白萝卜、西瓜、木瓜、梨、甘蔗、荸荠、菱角、海带、鸭肉等 |
| 平性食物 | 具有营养保健作用 | 日常营养保健或者大病初愈后的营养补充 | 大米、玉米、红薯、芝麻、莲子、花生、黄豆、扁豆、胡萝卜、白菜、猪肉、牛奶、鸡蛋等 |

### 食物的"五味"

"五味"为酸、苦、甘、辛、咸五种味道，分别对应人体五脏，酸对应肝、苦对应心、甘对应脾、辛对应肺、咸对应肾。"五味"与"四性"一样，也具有阴阳五行的属性。《素问·至真要大论》中说："辛甘发散为阳，酸苦涌泄为阴。"《素问·藏气法时论》指出："辛散、酸收、甘缓、苦坚、咸软。"这是对五味阴阳理论的概括。

**常见食物保健功效**

| | |
|---|---|
| 益智功能 | 核桃仁、荔枝、龙眼肉、大枣、百合、山药、五味子、粳米等 |
| 安神作用 | 酸枣仁、莲子、百合、龙眼肉、鸽肉、牡蛎肉等 |
| 强化筋骨 | 栗子、酸枣、鳝鱼、牛膝、杜仲等 |
| 提神解乏 | 茶叶等 |
| 补肾壮阳 | 韭菜、花椒、海参、鳗鱼、羊肉、鹿肉等 |
| 轻身利尿 | 冬瓜皮、茯苓、泽泻、玉米须、荷叶、荷梗、燕麦、高粱米等 |
| 协助消化 | 山楂、萝卜、胡椒、葱、姜等 |
| 生发作用 | 芝麻、韭菜子、核桃仁等 |
| 乌须作用 | 黑芝麻、核桃仁等 |
| 聪耳作用 | 莲子、山药、荸荠、蜂蜜等 |
| 明目作用 | 猪肝、羊肝、青鱼、枸杞子、蚌等 |

## 食疗的饮食原则

在《素问·生气通天论》中说："谨和五味，骨正筋柔，气血以流，腠理以密，如是则骨气以精，谨道如法，长有天命。"这说明了五味合理搭配的重要性，食疗应用中需注意以下几点。

### 食不偏嗜

粗细搭配

粗粮和细粮搭配，进食适量粗粮，能提高消化系统的功能。合理膳食，饮食多样化既能提高食物蛋白质的生物利用率，又能增进食欲。

干稀搭配

若单吃过干的食品，如米、饼等，或只喝稀饭、汤类，都是不符合营养要求的，只有干、稀合理搭配，才能更全面地补充营养。

荤素搭配

一般来说，素食为粗粮、蔬菜等植物性食品，荤食为动物性食品。荤素搭配，以素为主，可获得丰富的维生素、矿物质，满足人体对各种营养物质的需要。

中医很早就已经指出"膏粱厚味"足以使人致病。偏食辛辣或甘甜，偏食煎炒、油腻及嗜醇酒，都对健康不利。

## 饮食有节

饮食要适度，不能过少亦不能过多。《饮膳正要》说："善养性者，先饥而食，食勿令饱；先渴而饮，饮勿令过。食欲数而少，不欲顿而多。"进食过少会引起消瘦，进食过多则易肥胖，按热量需要进食，可将体重维持在正常的健康水平。

## 食疗的食用禁忌

### 病中饮食宜忌

《金匮要略》说："所食之味，有与病相宜有与身为害，若得宜则宜体，害则成疾。"这句话说明，人在生病时应对饮食有所选择，因疾病和症候的不同，饮食宜忌也不同。

一般来说，在患病期间，宜食性质温和、易消化、营养合理的食物，坚硬、黏滞、腥臭和过于油腻的食物就不适宜了。在疾病初愈及食欲刚好转时，宜以糜粥调养，骤进日常饭菜或肉食厚味等难于消化的食物都会给身体增加负担。

例如，脾胃虚寒腹泻、腹痛者，宜食易消化、补脾温中的食物，如山药、莲子、大枣、砂仁、胡椒等；冰棒、冷饮、西瓜等寒凉的生冷瓜果和滋腻的糯米饭、肥肉等都是不利于身体恢复的。

阴虚内热而发热心烦、口渴者，宜食用西瓜、番茄、芹菜、莲子心、麦冬等能养阴清热的食物；忌食姜、辣椒、羊肉等温燥之物，以及辛烈刺激的浓茶、咖啡、酒等。

糖尿病患者宜食有助于降糖的山药、麦冬、甜菊叶、黄芪等；忌食精制糖及其制品。

**要科学忌口**

患病需要忌口

感冒时应以清淡饮食为主。忌口要讲究科学，忌得太过反而会影响病体康复。

服药后忌口

要了解服药后，进食哪些食物会增强药效，哪些食物会降低药效。例如，在服用健脾和胃、温中益气的中药期间，若食用了凉性滑肠食物，会削弱药物的作用，起不到预期的治疗效果。

辨证施食

依据中医"辨证施治"的理论，食疗法也应该"辨证施食"。根据患者的病情、病性决定忌口。对食物的选择要考虑其性味，结合病情及天时气候、地理环境、生活习惯等诸多因素，实行辨证施食。要以"因病忌口""因药忌口""因时忌口"和"因体型忌口"这四点为原则。

**遵守配伍禁忌**

食疗方中，使用的中药材大部分为植物药，小部分取自动物，还有极少部分取自矿物质。在使用中药材前，应当对中药有一个大致的了解，须严格遵守中药材的配伍禁忌，特别要注意不能违反"十八反""十九畏"。

**合理加工**

为了有效地发挥食疗方的作用，在加工过程中，必须注意避免或减少食材有效成分的损失。例如，食材中的某些维生素很容易在烹调过程中遭到破坏，在加工富含维生素的食材时，要避免长时间地加热，以保存其有效成分。

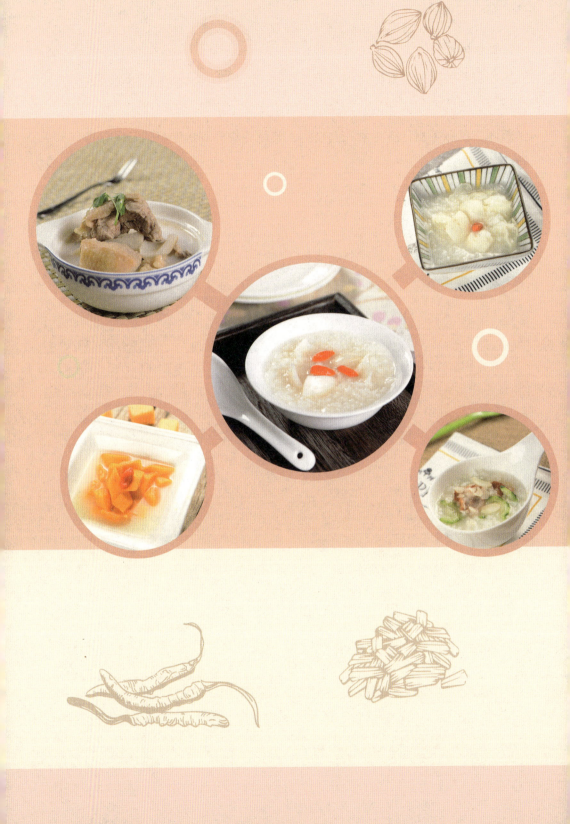

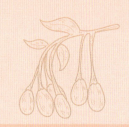
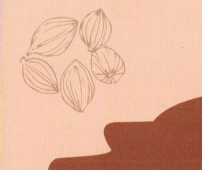

第二章

慢性病
食疗调理

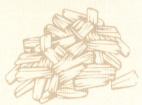
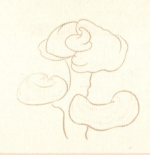

# 慢性支气管炎

 牛奶豆类 瘦肉　　 补充维生 素矿物质　　 海鲜发物 葱姜蒜　　 高糖高盐 食物

　　慢性支气管炎是由于感染或非感染因素引起气管、支气管黏膜及其周围组织的慢性非特异性炎症。以咳嗽、痰多、气促及反复发作为特征。属中医学咳嗽、哮喘、痰饮的范围。多由饮食起居不当、吸烟嗜酒、环境污染等多种因素长期互相作用，逐渐引起肺脾虚弱，复感外邪侵袭，诱发成疾。饮食方面宜做到"三高"和"四低"。"三高"即高蛋白质、高维生素、高纤维素。"四低"即低胆固醇、低脂肪、低糖、低盐饮食。可常食白果仁、核桃仁、五味子、梨、鸡汤、大蒜、洋葱、酸奶等。日常注意饮食中对症选择食疗方，可达到调理及防治目的。

## 罗汉果煲猪肺　润肺止咳

**材料** 罗汉果1个，猪肺250克。

**做法**

1. 猪肺漂洗干净、切块，与罗汉果同放汤煲中。

2. 加水煲汤，小火炖煮2小时，加盐调味。饮汤食肺。

宜 → 适用于慢性支气管炎咳嗽、痰多、气促及反复发作等症。

忌 → 脾胃虚寒者忌服罗汉果。

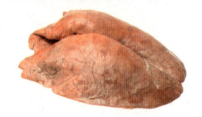

猪肺能补肺润燥，对于肺虚气短、慢性支气管炎有较好疗效。

# 梨汤　　润肺化痰

**材料**　梨1个，川贝母10克，冰糖适量。

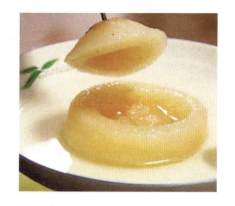

**做法**

1.将梨洗净，去皮。

2.川贝母打碎。

3.将梨、川贝母同放锅中，加冰糖共炖，去渣，吃梨服汤。

宜→适用于老年慢性支气管炎之痰热壅肺、肺阴不足型之干咳少痰症。

忌→脾胃虚寒、畏冷、胃酸多等人群不宜食用梨。

---

# 枇杷饮　　止咳化痰

**材料**　枇杷叶、鲜芦根各10克。

**做法**

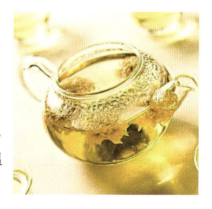

1.枇杷叶去毛，洗净烘干。

2.鲜芦根切片。

3.枇杷叶、鲜芦根一同入壶中，加水适量，大火煮沸，小火煮20～30分钟即成。温热顿服。

宜→适用于慢性支气管炎的痰热壅肺、肺阴不足型的患者。

忌→服此方期间需忌食寒凉、生冷、辛辣油腻食物。

# 柚肉蒸母鸡　暖胃止咳

**材料** 母鸡1只（重约1000克），柚肉250克，姜片、盐、香油各适量。

## 做法

1. 母鸡去杂洗净，切块；柚肉切碎。

2. 鸡肉块与柚肉同放碗中，加入姜片、盐，清水400毫升，加盖隔水蒸至鸡肉酥烂，入香油调味。分3次，趁热食肉喝汤。

宜→ 适用于慢性气管炎、咳嗽气喘、寒冷胃痛、消化不良等症。

忌→ 体质虚寒、痛经者不宜食用柚子。

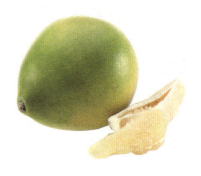

柚子肉理气化痰、润肺，可调理慢性支气管炎咳嗽、气喘等症状。

# 杏仁鲫鱼汤　滋阴理肺

**材料** 甜杏仁10克，鲫鱼1条，红糖适量。

## 做法

1. 将鲫鱼去鳃、肠杂及鱼鳞，洗净。

2. 与甜杏仁、红糖同置锅中，加水适量，煮至鲫鱼熟即成。食肉饮汤。

宜→ 适用于慢性支气管炎，症见咯痰不爽、动辄喘促、气短等。

忌→ 腹泻者忌食甜杏仁。

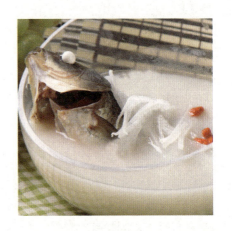

# 沙参麦冬瘦肉汤 润肺止咳

**材料** 猪瘦肉250克，北沙参30克，麦门冬18克，蜜枣4个。

**做法**

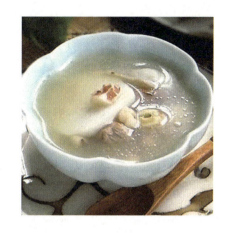

1. 将北沙参、麦门冬、蜜枣（去核）洗净；猪肉洗净切块。

2. 将食材同放锅内，加清水适量，大火煮沸。

3. 转小火煮2小时，调味即可。适量饮汤食肉。

宜→ 适用于慢性支气管炎、肺结核属肺阴不足，见干咳、少痰或痰黏、咯痰不爽、口干咽燥、手足心热等。

忌→ 风寒咳嗽、脾胃虚寒及寒饮喘咳者宜慎服沙参。

---

# 橄榄煮萝卜 化痰定喘

**材料** 橄榄250克，萝卜500克。

**做法**

1. 将萝卜洗净切块，与橄榄同放砂锅。

2. 砂锅中加入适量清水，小火炖煮至萝卜烂熟。

3. 加调料，吃萝卜喝汤。

宜→ 适用于慢性支气管炎、咽喉炎等。

忌→ 阳虚体质、胃溃疡患者不宜食用橄榄。

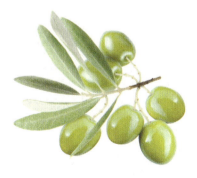

橄榄能滋润咽喉、抗炎消肿，对缓解慢性支气管炎咳嗽痰多有效。

# 支气管扩张

 清淡饮食　　保持口腔清洁　　烟酒　　接触流感人群

支气管扩张是常见的慢性支气管化脓性疾病，大多数继发于呼吸道感染、支气管阻塞和支气管管壁被损坏而形成管腔扩张。主要症状为慢性咳嗽、大量脓痰及反复咯血。发病人群多见于儿童和青年，患者多有童年麻疹、百日咳或支气管肺炎等病史。应多食肉、蛋、新鲜蔬菜和瓜果食物，忌烟酒。常用的食疗方有以下几种，患者可以辨证选用。

## 萝卜羊肉汤　止血补虚

**材料**　白萝卜1000克，羊肉500克，盐适量。

**做法**

1.白萝卜切块，羊肉切块，入开水中焯2分钟，捞出沥水。

2.羊肉块入锅，加水煮沸，转小火煮30分钟。

3.放萝卜煮至羊肉熟烂，加盐调味。佐餐食用。

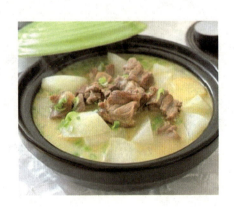

宜→适用于肺结核咯血、支气管扩张等症。

忌→十二指肠溃疡、慢性胃炎、单纯甲状腺肿者忌食白萝卜。

# 松子仁糖  *止咳止血*

**材料** 松子仁（炒）250克，白糖500克，
熟菜油适量。

**做法**

1. 白糖入锅，加水少许，用小火熬成糖
稀，停火。

2. 倒入松子仁拌匀，摊平到涂有熟菜油
的平盘中，晾凉切小块。每次1块，每日
3～4次。

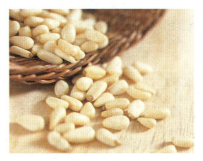

松子能滋阴润肺，对
支气管扩张慢性咳嗽有较
好的疗效。

宜→ 适用于慢性支气管炎、支气管扩张属肺脾两虚者，症见干咳少痰、气短、咯血、
肢倦乏力等。

忌→ 脾虚便溏，湿痰者不宜食用松子仁。

# 百合枇杷膏  *滋阴润肺*

**材料** 新鲜百合3000克，枇杷1000克
（去皮、核），蜂蜜300克。

**做法**

1. 百合、枇杷洗净，与蜂蜜同置锅内。

2. 加水拌匀，用小火焖酥，中火炒至不
粘手，取出冷却，装瓶备用。每日2次，
每次2匙，开水冲服。

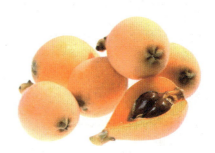

枇杷能润肺止咳、祛
痰，对支气管扩张咳嗽等
症有效。

宜→ 适用于支气管扩张咳嗽、咯血鲜红、口干咽燥者。

忌→ 风寒咳嗽及中寒便溏者忌食百合。

简
单
食
疗
消
百
病

# 紫菜蛋花汤　清热化痰

**材料** 紫菜 50 克，鸡蛋 1 个，姜丝、盐、麻油适量。

**做法**

1. 紫菜切碎放锅中，加入清水 400 毫升煮沸。

2. 锅中加入姜丝、盐继续煮 20 分钟，加入适量麻油调味。趁热食用。

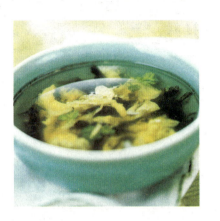

宜 → 适用于支气管扩张咯血、甲状腺肿大等症。

忌 → 消化功能不好、甲亢患者忌食紫菜。

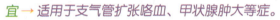

# 百合银耳粥　滋阴润燥

**材料** 百合、银耳、糯米各 50 克，冰糖适量。

**做法**

1. 将百合洗净，银耳泡发洗净。

2. 将百合、银耳、糯米同放锅中加入适量清水，如常法煮粥，将食材煮到黏稠时加入冰糖调匀，即可食用。

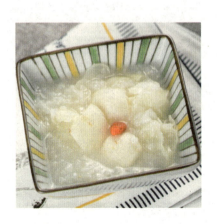

宜 → 用于支气管扩张咯血、干咳少痰者。

忌 → 银耳不可与含铁元素的食物、四环素类药物同食。

# 贝母炖猪肺  *清热润肺*

**材料**　川贝母15克，雪梨2个，猪肺
40克，冰糖适量。

**做法**

1. 川贝母洗净，雪梨削皮切块，猪肺
切片。

2. 将诸食材一同放入砂锅内，加清水
适量，用小火炖3小时。

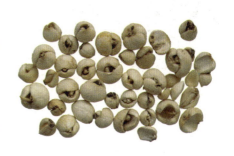

川贝母可清热润肺、化
痰止咳，适合支气管扩张患
者食用。

宜→ 适用于支气管扩张，能止咳嗽、化痰涎。
忌→ 脾胃虚寒及寒痰、湿痰者慎食川贝母。

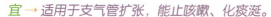

# 丝瓜杏仁排骨粥  *祛热除痰*

**材料**　丝瓜1条，排骨250克，杏仁20
克，粳米适量，姜片少许。

**做法**

1. 将丝瓜洗净切小，粳米洗净，排骨洗
净焯水，杏仁洗净。

2. 将食材一同放入煲内，加入适量清水，
用大火煲沸后，改小火继续煲2小时，
加盐调味即可食用。

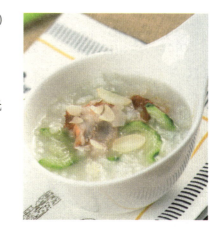

宜→ 适用于痰热壅盛型支气管扩张，见身热、咳吐黄绿色腥臭痰、口干咽燥等症。
忌→ 腹泻者、身体虚寒者不宜食用丝瓜。

# 哮喘

 多吃深色蔬果   喝酒   引发哮喘的食物   过饱

　　哮喘是一种反复发作性疾病。哮指呼吸时候间有哮鸣音；喘指呼吸急促，张口抬肩，不能平气，因哮发作时常与喘互见，故多以哮喘合称。本病多因素体不足，痰伏肺窍，遇到气候变化，情绪波动，饮食改变或接触某种物质而诱发。导致哮喘的病因很多，一般分虚、实两类。外感多为实证，内伤多为虚证。

　　应多补充蛋白质食品，多食瘦猪肉、牛肉、羊肉、大豆及豆制品，慎食虾、蟹、咸鱼、牛奶等以防过敏，注重补充维生素和矿物质。可多吃一些蔬菜、杂豆、瘦肉类食品，避免进食过冷、过热和刺激呼吸道的食物。常用的食疗方有以下几种，可辨证选用。

## 核桃平喘茶　润肺平喘

**材料** 核桃仁30克，雨前茶15克，蜂蜜5茶匙。

**做法**

核桃仁、雨前茶加清水适量煮10～15分钟，取汁调入蜂蜜即可。每日1剂，不拘时饮。

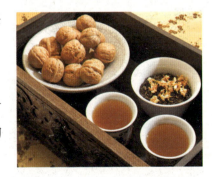

宜→ 适用于支气管哮喘之久喘、咳嗽、口干诸症。

忌→ 核桃仁与黄豆同食可致腹胀、腹痛、消化不良。

# 冰糖炖木耳  滋阴定喘

材料  黑木耳6克，冰糖9克。

做法

1.将黑木耳泡发，去蒂清洗干净。

2.将木耳放入锅中，加入适量清水炖熟，调入冰糖。饮汤，食黑木耳，每日2次。

宜→ 适用于支气管哮喘气促、胸闷、咳嗽等症。

忌→ 木耳不宜与萝卜、麦冬、海螺同食。

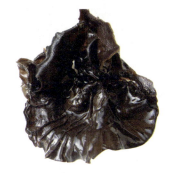

黑木耳能润肺、止咳、止血，适量食用对支气管扩张慢性咳嗽、咳痰有益。

# 糖溜白果  敛肺定喘

材料  白果仁150克，白糖100克，淀粉25克。

做法

1.白果仁加清水适量，大火煮沸，去膜、心，装入碗中隔水蒸熟，取出。

2.锅中加水适量，入白果仁、白糖煮沸，撇去浮沫，淀粉勾芡，略煮即成。

宜→ 适用于肺虚型哮喘，症见阵发性的胸闷、气急、干咳等。

忌→ 白果不宜与鱼肉同食。

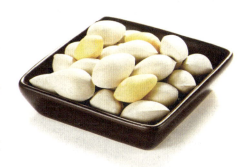

白果有敛肺气、定喘咳的功效，对于哮喘痰多有辅助作用。

# 精蜜姜汁蒸南瓜 补肺止咳

**材料** 南瓜1个（约500克），冰糖、蜂蜜各50克，姜汁适量。

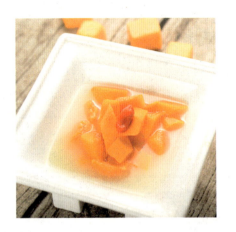

**做法**

1.将南瓜洗净去皮，除去瓤、瓜子，切小块。

2.将南瓜放入大碗或炖盅内，放入姜汁、冰糖及蜂蜜，隔水蒸2小时。每次吃一半，每日分2次食用。

宜 → 适用于肺肾两虚型哮喘。

忌 → 体内湿热、胃热旺盛者慎食南瓜。

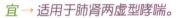

# 冰糖蒸鸭梨 理气止咳

**材料** 鸭梨1个，冰糖适量。

**做法**

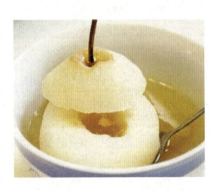

1.将鸭梨洗净，切开顶盖，去核，放入冰糖。

2.将处理好的鸭梨放入盘中，放入蒸锅，隔水蒸至鸭梨熟软。每日1剂，连服5日。

宜 → 适用于肺虚型哮喘见阵发性胸闷、气急、干咳等症。

忌 → 寒证、胃酸多、糖尿病者不宜食用鸭梨。

# 沙参玉竹老鸭汤 滋阴润肺

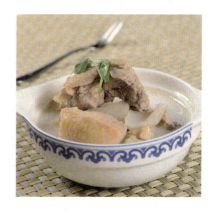

**材料** 玉竹、沙参各50克，老鸭1只。

**做法**

1.将老鸭洗净斩块，放砂锅内，入沙参、玉竹，加水适量。

2.先用大火煮沸，转小火焖煮至鸭肉软烂，捞去药材不用，放入调料。每日服2次，吃肉喝汤。

宜→ 适用于哮喘干咳痰少，劳热以及消渴肠燥便秘等症。

忌→ 感冒发热或痰湿内盛者不宜食用本汤。

# 苏子杏仁茶 化痰下气

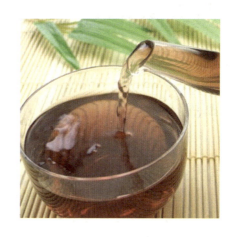

**材料** 橘皮5克，紫苏子、杏仁各10克，蜂蜜适量。

**做法**

1.将紫苏子、杏仁洗净、捣碎，橘皮切丝。

2.将诸药同放入杯中，用开水冲泡15分钟，取汁调入蜂蜜，代茶饮用。

宜→ 适用于哮喘慢性咳嗽、痰多、咽喉干燥等症。

忌→ 寒湿痰饮、脾虚易泄者忌用此茶。

# 缺铁性贫血

 吃富含铁的食物　　 增加蛋白质的摄入　　 偏食　　 含植酸多的食物

铁是血红蛋白的重要组成成分。当血液中的红细胞数或血红蛋白量(血色素)低于正常时，称为贫血。一般表现有皮肤苍白、易疲倦、头晕、耳鸣、记忆力减退、心悸、失眠、食欲减退等。中医认为，调理贫血宜补肾健脾、益气养血。

缺铁性贫血者应加强饮食营养，常吃瘦肉、动物肝脏、动物血、绿色蔬菜等富含铁的食物；增加维生素 C 的摄入，多吃新鲜蔬菜和水果，有利于铁的吸收。

## 黄芪阿胶粥　补气养血

**材料** 黄芪 15 克，阿胶 10 克，粳米 30 克。

**做法**

1. 粳米淘洗干净；阿胶烊化。
2. 黄芪水煎取汁，与粳米同放入砂锅中，加适量清水，中火煮沸，转小火煮至米粒熟软，入烊化的阿胶搅匀。温服，每日 1 次。

宜 → 适用于贫血、神疲乏力、气血两虚等症。
忌 → 脾虚便溏、消化不良者不宜食用阿胶。

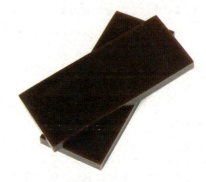

阿胶能补血生血，可辅助调理缺铁性贫血。

# 当归排骨汤  补虚养血

**材料**　排骨300克，当归30克，盐少许。

**做法**

1.将排骨斩成小块，浸泡去除血水，清洗干净。

2.将排骨与当归加水同煮至肉熟，捞去当归不用，加盐调味。饮汤食肉，分2～3次服食。

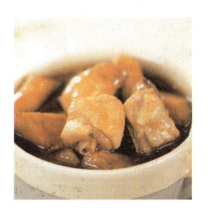

宜 → 适用于贫血引起的头昏眼花、疲倦乏力，也可调理产后缺乳。

忌 → 当归能润肠通便，慢性腹泻及大便溏稀者不宜服用。

# 羊肝菠菜汤  滋养阴血

**材料**　羊肝50克，菠菜200克，姜末、盐、油适量。

**做法**

1.将羊肝洗净，切片；菠菜择洗干净，焯水、切段。

2.热油炒香姜末，下羊肝炒至变色，淋入适量清水，煮至羊肝熟透，下入焯好的菠菜，加盐调味即可。

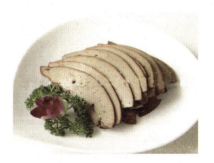

羊肝富含铁，可促进血红蛋白生成，是较好的补血养肝食物。

宜 → 适用于气血不足所致的贫血、面色萎黄等症。

忌 → 动物肝脏是解毒器官，每次摄入量不宜超过25克。

# 菠菜养血粥 养血润燥

**材料** 菠菜250克，粳米25克，盐适量。

**做法**

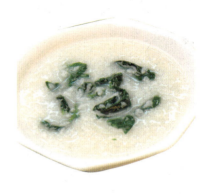

1.菠菜择去老叶、去掉根部，洗净，放入开水中焯一下，捞出沥干水分，切段。

2.粳米淘洗干净，加适量清水煮粥，粥成时下入菠菜段，加入适量食盐调味，稍煮即成。每日早、晚食用。

宜 → 适用于贫血、大便秘结等症。

忌 → 脾胃虚寒、腹泻者、肾炎肾结石患者禁食菠菜。

# 猪皮大枣羹 益气养血

**材料** 猪皮500克，大枣250克，冰糖适量。

**做法**

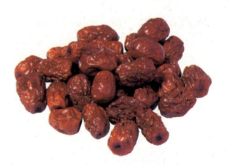

1.猪皮去毛、洗净，切小块；大枣洗净，去核。

2.猪皮、大枣、冰糖同入砂锅，加适量清水，用大火煮沸，转小火炖成稠羹。佐餐食用。

大枣能补气养血，经常食用对贫血有改善作用。

宜 → 适用于缺铁性贫血、牙龈出血、血友病等症。

忌 → 吃猪皮后忌大量喝茶水，容易便秘。

# 花生衣红枣汁  养血补血

**材料** 花生米100克，红枣（阴干）50克，红糖适量。

**做法**

1. 花生米用温水泡30分钟，取花生红衣；红枣洗净，温水泡发。

2. 花生衣、红枣同入锅中，倒入泡花生米的水，加清水适量煎汤，汤成时（捞出花生衣不用）调入红糖。随时饮用。

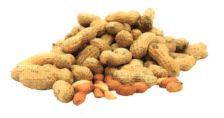

花生衣能促进骨髓造血机能，可辅助治疗贫血。

宜→ 适用于恶性贫血、营养不良性贫血及病后血虚等症。
忌→ 有跌打瘀滞者慎食花生衣。

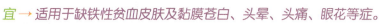

# 猪血烧豆腐  补血健脾

**材料** 豆腐、猪血各150克，葱花、姜片、盐、油适量。

**做法**

1. 豆腐、猪血洗净，切小块；开水下入猪血、豆腐，焯烫捞出。

2. 热油爆香葱、姜，下猪血、豆腐稍炒，加适量清水略焖至熟，调味即可。

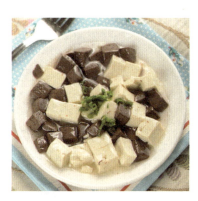

宜→ 适用于缺铁性贫血皮肤及黏膜苍白、头晕、头痛、眼花等症。
忌→ 消化不良者不建议食用猪血。

# 肥胖

 少盐　　 少糖　　 多动少静　　 高脂肪

　　肥胖是一种营养障碍性疾病，表现为体内脂肪（主要指三酰甘油）积聚过多或脂肪组织与其他软组织的比例过高。无明显病因者称单纯性肥胖，有明确病因者为继发性肥胖。

　　治疗肥胖必须坚持四原则，即合理饮食，减少热量摄入；体育锻炼，增加机体热量消耗；辅助药物治疗；治疗过程必须持之以恒。中医认为肥胖发生与痰浊、瘀血、脾虚等有关，严格控制饮食至关重要。

## 清宫减脂茶　降脂通脉

**材料**　六安瓜片、荷叶、紫苏叶、山楂各5克，乌龙茶3克，蜂蜜适量。

**做法**

将前4味研末，与乌龙茶一同放入杯中，用开水冲泡5分钟，取汁调入蜂蜜，即可饮用。

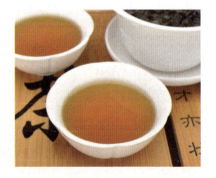

宜→ 适用于肥胖，可消积食、减少脂肪堆积、瘦身、降血脂。

忌→ 贫血、孕妇、神经衰弱者忌饮此茶。

# 黄瓜丝拌海蜇皮 消脂减肥

**材料** 黄瓜 200 克，海蜇皮 100 克，麻油、盐、葱花、白糖适量。

**做法**

1.将黄瓜洗净切丝，放入盆中备用。

2.将海蜇皮泡去咸味，清洗干净，切成细丝，放入拌菜盆中。

3.油烧热放葱花爆香，倒入盆中，加盐、白糖、麻油，拌匀装盘。

宜 → 适用于肥胖、高血脂、动脉硬化等症。

忌 → 海蜇不宜与含有鞣酸的食物、辛辣刺激食物同食。

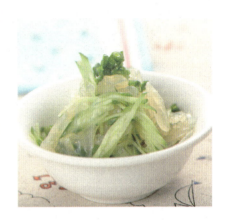

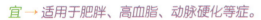

# 玫瑰花茶 消脂减肥

**材料** 茉莉花、红茶各 2 克，玫瑰花 5 朵，川芎 5 克。

**做法**

将茉莉花、红茶、玫瑰花、川芎放入杯中，加开水泡 5 分钟，即可饮用。

宜 → 此茶具有促进代谢的功效，适用于肥胖人群。

忌 → 阴虚有火者禁饮此茶。

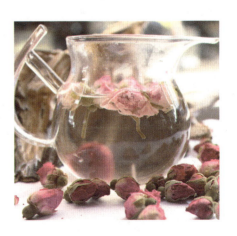

# 芡实荷叶粥　活血降脂

**材料**　芡实、莲子各 40 克，山药 200
克，粳米 50 克，鲜荷叶两张。

**做法**

1. 将芡实去皮、山药共研成末；荷叶
剪成小块。

2. 取 30 克芡实山药末，与莲子、粳米
共煮成粥，粥变稠时加入荷叶，煮熟
即可。

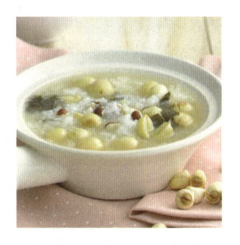

**宜→** 适用于脾肾虚胖患者。
**忌→** 荷叶不宜与茯苓同食。

# 茯苓红豆粥　健脾益胃

**材料**　红小豆 100 克，茯苓 30 克，
粳米 50 克。

**做法**

1. 红小豆洗净，浸泡 10 小时以上；茯
苓拣去杂质，研为细末；粳米洗净。

2. 将三者放入锅内，加适量水，共煮
成粥即可。

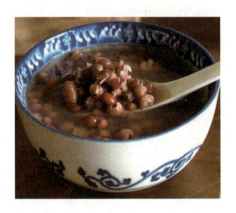

**宜→** 适用于肥胖症，体态臃肿、神疲乏力等症，还可用于辅助治疗腹泻等症。
**忌→** 红小豆不宜与牛肚同食。

# 胡萝卜苹果汁　健脾祛湿

**材料**　胡萝卜4个，苹果1/2个，甜菜1个，生姜1片。

**做法**

1.将胡萝卜、苹果、甜菜、生姜分别清洗干净，切成小块。

2.将处理好的食材一同放入榨汁机，榨汁饮用。

宜→适用于肥胖症，见体态肥胖、纳谷不香、体虚乏力、嗜睡等。

忌→糖尿病患者不宜食用甜菜。

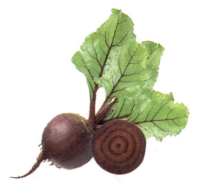

甜菜富含纤维素和果胶，能帮助清理肠胃，缓解便秘，减肥效果尤为显著。

# 玉米甜椒沙拉　润肠排毒

**材料**　青红甜椒各1个，甜玉米粒、白醋、盐适量。

**做法**

1.甜椒去籽后切丁；甜玉米粒沥干。

2.将处理好的食材放入盆中，加调料拌匀，即可食用。

宜→适用于肥胖人群，且对食欲减退、小便不利等症有效。

忌→肠胃不佳、免疫力低下人群不宜食用玉米。

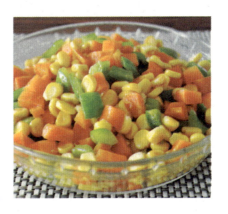

# 糖尿病

 少吃细粮
常吃粗粮

 控制总
热量

 营养均衡

 不吃主食

糖尿病是一种病因不明的内分泌代谢疾病。早期无临床症状，或有食欲亢进、易饥多食等症状，往往在体检或患其他疾病时偶尔发现有少量糖尿。典型症状是多食、多饮、多尿，尿中含糖，身体消瘦。此症属中医"消渴"的范畴，认为多由于平素贪嗜醇酒厚味，内热化燥，消谷伤津，以致肺、胃、肾阴虚燥热，发为消渴。治疗上以滋阴清热生津为主，并随证佐以益气、固涩、温阳、活血。

## 黄精黑豆汤　降糖降压

**材料**　黄精、黑豆各30克，蜂蜜5克。

**做法**

黄精、黑豆同放砂锅中，加清水3大碗，小火慢炖2小时，调入蜂蜜。当点心食用。每次1小碗，每日2次。

宜→适用于糖尿病的恢复期。

忌→脾虚有湿、咳嗽痰多及中寒便溏者忌食黄精。

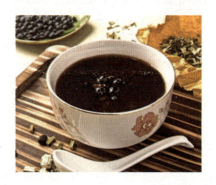

# 莲子茯苓糕 养阴益气

材料 莲子、茯苓、麦冬各250克，红豆沙、糕粉适量。

做法

1.将莲子、茯苓、麦冬洗净，晾干研末，加水调匀。

2.蒸屉铺一层糕粉，均匀涂一层豆沙，再铺一层糕粉，压实抹平，上笼蒸熟。切小块，作点心食用。

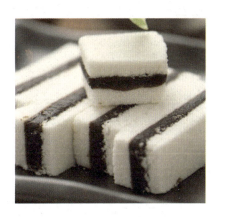

宜→ 适用于肺热津伤型及胃热炽盛型糖尿病。

忌→ 虚寒精滑或气虚下陷者慎用茯苓。

# 牛蒡茶 补肾降脂

材料 甘草3克，枸杞子5克，牛蒡子8克。

做法

1.将牛蒡子、枸杞子、甘草研末。

2.将甘草、枸杞子、牛蒡子粉一同放入杯中，用开水冲泡5分钟，代茶饮用。

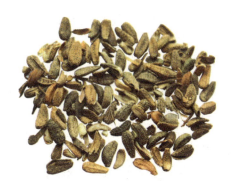

宜→ 适用于便秘、糖尿病、高脂血症、高血压、类风湿关节炎等症。

忌→ 气虚便溏者慎饮此茶。

牛蒡子可调节免疫力、降糖，经常饮用对血糖有很好的调节作用。

# 山药炖猪肚　滋养肺肾

**材料**　鲜猪肚 1 副，山药 15 克，盐适量。

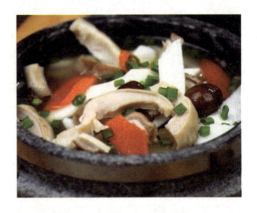

**做法**

1. 将猪肚洗净、切小块。

2. 将猪肚放入砂锅中，加适量清水煮熟，下入山药同炖至烂，加盐调味即可。

宜 → 用于糖尿病肾阴亏损，口渴多饮、尿频色清、疲乏无力、腰膝酸软等症。

忌 → 湿热痰滞内蕴者、感冒者不宜食用猪肚。

# 猪脊汤　润燥补虚

**材料**　猪脊骨 1 副，红枣 150 克，莲子（去心）100 克，木香 3 克，甘草 10 克。

**做法**

1. 将猪脊骨洗净，剁碎；木香、甘草装纱布；红枣，莲子（去心）洗净备用。

2. 将诸食材同放锅中，加水适量，小火炖煮 4 小时即可。分顿食用。

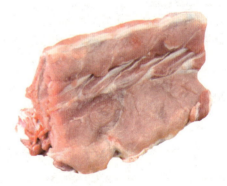

猪脊骨可补阴育髓，改善糖尿病肾虚消渴等症状。

宜 → 适用于糖尿病，见口渴、善饥、尿多等症。

忌 → 高脂血症患者不宜食用猪脊骨。

# 苦瓜绿茶 降糖降脂

**材料** 绿茶5克，苦瓜20克。

**做法**

1. 将苦瓜洗净、切片。

2. 将苦瓜片与绿茶一起放入杯中，开水冲泡10分钟，即可饮用。

宜→ 适用于糖尿病，对肥胖、高血脂、高血压亦有很好的调节作用。

忌→ 脾胃虚寒、腹部冷痛、泄泻者忌食苦瓜。

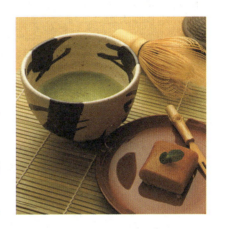

# 玉米馒头 降低血糖

**材料** 玉米粉500克，面粉、酵母适量。

**做法**

1. 玉米面加酵母粉、面粉、水和匀，发酵后饧20分钟。

2. 将饧好的面团搓至表面光滑，平均分成12等块，做成馒头生坯。

3. 蒸锅置火上，将馒头生坯摆入，大火蒸15～20分钟即可。

宜→ 适用于糖尿病或血糖不稳定者。

忌→ 肠胃不佳、免疫力低下人群不宜食用玉米。

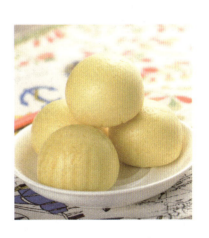

# 高血压

 多吃水果蔬菜　　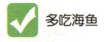 多吃海鱼　　 控制脂肪摄入　　 减少盐的摄入

　　高血压是临床常见的一种症状。动脉血压高于正常指标者为高血压，可以伴有心脏、血管、脑、肾等器官功能性或器质性的改变。高血压分为原发性高血压及继发性高血压两类。原发性高血压是以病因不明的血压升高为主要临床表现，占高血压患者的80%～90%。治疗时宜化痰降浊。早期患者在合理饮食的同时，可选用食疗，用以平衡阴阳，调和气血。注意少食容易产生胀气的食品，如白薯、干豆等，同时要忌饮浓茶，忌食辛辣刺激食物，忌烟酒。

## 菊花苦丁饮　降压降脂

**材料**　菊花20克，苦丁茶15克。

**做法**

1.将菊花和苦丁茶晒干搓碎，备用。

2.每次取5克，放入茶杯中，用开水冲泡10分钟，取汁代茶饮。

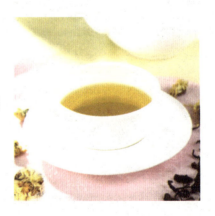

宜→ *此茶能清热败毒，清肝明目，降压降脂，适用于高血压。*

忌→ *有痛经症状者禁饮苦丁茶。*

# 绞股蓝降糖降压茶 降压护肝

**材料** 绞股蓝、枸杞子各15克。

**做法**

将绞股蓝、枸杞子洗净，一同放入茶杯中，加开水冲泡30分钟，代茶饮用。

宜→ 适用于高血压、高血脂、肥胖、肝病、失眠等症。

忌→ 外邪实热、脾虚有湿及泄泻者不宜饮用此茶。

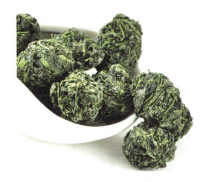

绞股蓝有协助降血脂、抗氧化作用，高血压和高血脂者可经常饮用。

# 山楂糕 消食降压

**材料** 鲜山楂（去核）500克，冰糖适量。

**做法**

1.将山楂、冰糖放入不粘锅中，加适量水煮沸，转小火不停翻炒搅拌至浓稠。

2.将山楂糊用破壁机打成泥，倒入锅内翻炒至水分蒸发，装入铺好烘焙纸的容器，凉后切块。

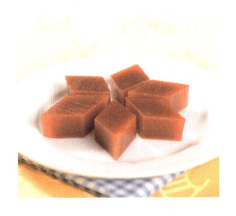

宜→ 适用于高血压、冠心病、心绞痛、高脂血症以及食积停滞、腹痛、腹泻、小儿乳食不消等。

忌→ 孕妇、脾胃虚弱者、血脂过低者不宜食用山楂。

# 莲子粥 补益心肾

**材料** 莲子 15 克，糯米 30 克，银耳半朵，红枣 5 个。

**做法**

1. 银耳泡发洗净，粳米洗净，莲子去心。

2. 将食材同放砂锅中，加适量清水，中火煮沸，转小火煮至米粒熟软即可。

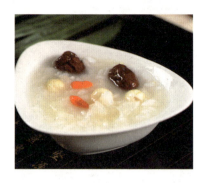

**宜→** 适用于肾精亏虚型高血压见耳鸣、眩晕、失眠多梦、腰膝酸软、健忘、脉细无力等症。

**忌→** 莲子有抗心律失常的作用，不宜与抗心律失常药同食。

# 肉末炒芹菜 平肝潜阳

**材料** 芹菜 250 克，猪肉 100 克，甜椒 1 个，盐、香油、生抽、料酒适量。

**做法**

1. 芹菜洗净切小段；猪肉洗净，切成肉末，加生抽料酒拌匀；甜椒去籽切片。

2. 油锅烧热，爆香姜片，倒入肉末，大火炒至七成熟，加芹菜、甜椒一起翻炒至熟，加盐、香油调味。

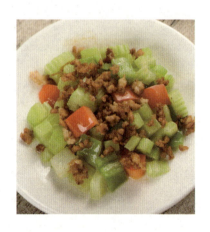

**宜→** 适用于高血压病、肝火盛引起的头痛、眩晕、目赤等症。

**忌→** 脾胃虚寒、腹泻、低血压患者不宜食用芹菜。

# 马蹄海蜇汤  清肝火

**材料**　海蜇头、马蹄各60克。

**做法**

1. 将马蹄洗净去皮，海蜇头漂洗去咸味，切块。

2. 海蜇头、马蹄同放锅中，加适量水，煮汤饮用。

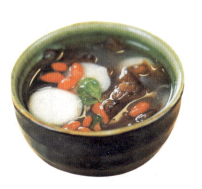

宜→ 适用于高血压头晕、口渴、便秘。

忌→ 马蹄性寒，不宜与绿豆芽同食。

# 茭白炒木耳  清热降压

**材料**　茭白460克，水发木耳50克，蒜末、盐、油适量。

**做法**

1. 茭白洗净切片；水发木耳洗净。

2. 锅中倒油，油热后爆香蒜末，入木耳翻炒片刻，下茭白翻炒，可淋少许水或高汤防止干锅，加盐调味。

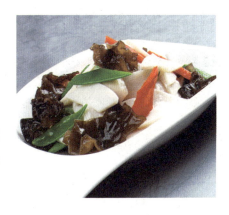

宜→ 适用于高血压、心胸烦热、大便秘结等症。

忌→ 尿路结石、肠胃虚寒、长疮化脓者不宜食用茭白。

# 高脂血症

 多吃新鲜蔬果    常吃粗杂粮    动物内脏    饮食油腻

　　高脂血症有原发性和继发性两种。继发性高脂血症是由其他疾病引起的高血脂。糖尿病、酒精中毒、慢性肾病、甲状腺功能减退、痛风等，都有血脂增高的表现。另一种是原因不明的原发性血脂过高。中医认为高脂血症由肝、肾、脾三脏虚损，痰瘀内积引起，应以调理三脏功能、行瘀化痰的方法为治。除用降脂药物外，合理的饮食和食疗也可达到降脂效果。减少食物中的动物脂肪和蛋白质，忌食肥肉和动物内脏。可多食水产、鱼类。谷物、干果类大都可食用，豆类及其制品更佳。食用油首选植物油，少用动物油。不食用奶油、糖果或酸味饮料，少吃甜食。控制食量，摄入的热量必须与消耗的热量保持平衡，加强体育锻炼，加强热量消耗。

## 山楂陈皮红糖饮 *活血化瘀*

**材料** 鲜山楂30克，陈皮15克，红糖20克。

**做法**

将山楂拍碎或切片，与陈皮同装纱布袋中，加适量清水，中火煮40分钟取汁，加红糖调味。

宜→ 适用于脾弱湿盛、气血瘀滞型高脂血症。

忌→ 陈皮辛散苦燥，温能助热，舌赤少津、内有实热者须慎用。

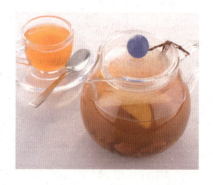

# 黑木耳烩豆腐 祛瘀降脂

**材料** 豆腐200克，黑木耳25克，火腿、葱花适量，淀粉、油、盐、清汤各适量。

**做法**

1.黑木耳泡发，洗净；豆腐切块，开水焯烫；火腿切丁。

2.锅中倒油，油热后下葱花、木耳、火腿爆炒，倒入清汤煮沸，下入豆腐略翻炒，用淀粉勾芡，调味即成。佐餐食用。

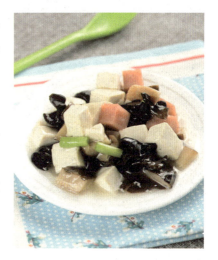

宜 → 适用于高脂血症，伴头晕、神疲乏力、失眠健忘、肢体麻木、胸闷、心悸等症。

忌 → 痛风、肾结石患者慎食豆腐。

# 葛根茶 升清降浊

**材料** 葛根10克，洞庭碧螺春5克，枸杞子3克，蜂蜜适量。

**做法**

将葛根、洞庭碧螺春、枸杞子放入杯中，用开水冲泡，去渣取汁，加入蜂蜜，即可饮用。

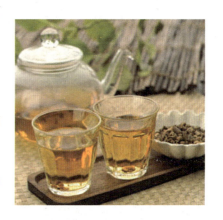

宜 → 适用于高血脂、高血压、高血糖、冠心病、心绞痛、神经性头痛等症。

忌 → 胃寒呕吐者慎用葛根。

# 三花橘皮茶　利湿消脂

**材料** 玫瑰花、茉莉花、代代花、荷叶各12克，橘皮8克。

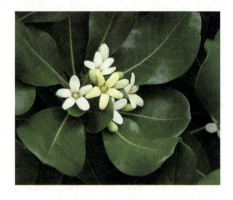

**做法**

1.将玫瑰花、茉莉花、代代花、荷叶、橘皮洗净，共研为细末。

2.将研好的食材细末一同放入杯中，加开水冲泡，代茶饮用。

宜→适用于脾湿、肝郁气滞引发的高脂血症。

忌→体虚、上焦邪盛者不宜服荷叶。

代代花的天然活性成分能让脂肪分解并排出体外，对肥胖有益。

# 洋葱炒鸡蛋　除瘀降脂

**材料** 鸡蛋2个，洋葱30克，葱花、盐、油适量。

**做法**

1.洋葱去掉外皮，洗净切片；鸡蛋打散备用。

2.锅中倒适量油烧热，倒入鸡蛋液翻炒，盛出待用。

3.热油爆香葱花，下入洋葱略翻炒，倒入鸡蛋，加盐调味，炒熟即成。

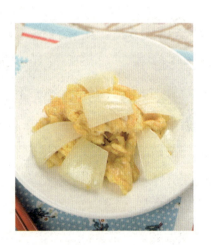

宜→适用于高脂血症，可降低血液黏稠度。

忌→患肠胃疾病者忌食洋葱。

# 芹菜炒豆芽  减肥消脂

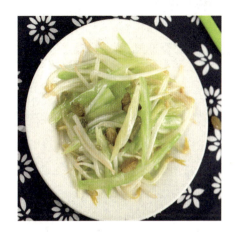

**材料**  芹菜200克，豆芽250克，葱花、花椒、盐、油适量。

**做法**

1.芹菜洗净，切丝；豆芽洗净，焯水1分钟捞出。

2.葱花、花椒入热油锅中爆香，下芹菜丝翻炒，下入豆芽翻炒均匀，加盐调味即可。

宜 → 适用于高血脂，对糖尿病、高血压也有辅助治疗效果。
忌 → 脾胃虚寒、腹泻患者忌食豆芽。

# 淡菜粥  补肾降脂

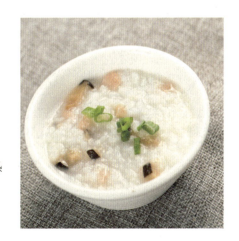

**材料**  淡菜、粳米各50克，猪肉、盐适量。

**做法**

1.淡菜用温水浸泡3小时，去掉杂质，切成小块；猪肉洗净，切小块。

2.将淡菜与粳米加适量水煮粥，将熟时加入猪肉煮至熟，加盐调味。每日早晚温服。

宜 → 适用于高血脂、高血压、耳鸣、眩晕等症。
忌 → 淡菜不宜与富含草酸的食物同食。

# 冠心病

 多吃新鲜蔬果　 高盐饮食　 高热量饮食　 高胆固醇饮食

　　冠心病是冠状动脉粥样硬化性心脏病的简称，是由冠状动脉粥样硬化使血管阻塞或冠状动脉痉挛导致心肌缺血缺氧的一种心脏病。症状为心绞痛、头昏目眩、心悸心慌、胸闷气短、心律失常等，致病原因是血脂过高并沉积于冠状动脉壁，使血管硬化变窄，严重时可导致心肌梗死而死亡。

　　冠心病属于中医学的"胸痛""真心痛"的范畴，为七情内伤，饮食不节，年老体衰，使心肝肾脾等脏腑亏损，胸中阳气不足，导致气机不畅，血瘀不通。可分为气阴两虚型、阴阳俱虚型、阴虚阳亢型和痰痹型。除药物治疗外，常食用能降低胆固醇的食物，有事半功倍的效果。

## 香菇桃仁汤　活血化瘀

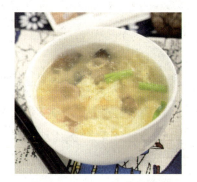

**材料**　香菇100克，桃仁6克，甜杏仁10克，鸡蛋1个，葱花、姜片、盐适量。

**做法**

1.将桃仁、甜杏仁水浸去皮，入锅煮10分钟。

2.捞去浮沫，加油、盐、姜再煮10分钟，入香菇煮5分钟，打入鸡蛋，起锅加葱花。

宜 → 适用于气滞血瘀型的冠心病。

忌 → 有顽固性皮肤瘙痒症者不宜食用香菇。

# 洋参汤 益气养阴

**材料** 西洋参 3 克, 麦冬 10 克。

**做法**

1. 将西洋参浸软切薄片, 麦冬切开去心。
2. 将西洋参片、麦冬一同放入杯内, 加开水冲泡 10 分钟, 代茶饮用, 连服 10 ~ 15 日。

宜→ 适用于阴虚阳亢型冠心病。

忌→ 痰湿较重、咳嗽有痰或水肿者不宜服西洋参。

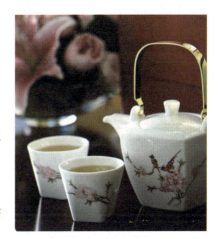

# 龙眼枣仁芡实汤 补气养血

**材料** 龙眼肉、炒酸枣仁各 10 克, 芡实 15 克。

**做法**

将龙眼肉、炒酸枣仁、芡实同放锅中, 加适量水煮汤。每日 1 剂。

宜→ 适用于冠心病之心脾两虚, 见心慌、乏力、气短、腹泻、失眠等症。

忌→ 肥胖、糖尿病、阴虚内热者禁食龙眼肉。

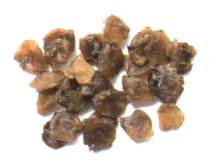

龙眼肉能养心益气, 常食可改善冠心病心慌气短等症状。

# 洋葱拌木耳　　化浊去淤

**材料**　洋葱1/2个，干木耳25克，香菜1棵，蒜末、盐、香油、白醋适量。

**做法**

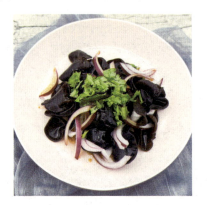

1.木耳泡发，择净；洋葱洗净，切丝；香菜洗净，切段。

2.将木耳用开水焯1～2分钟，过凉水，捞出沥干。

3.将洋葱、木耳、香菜、蒜末同放盆中，加调料拌匀，装盘即可。

宜→适用于冠心病、高血脂、高血压等症。

忌→洋葱不宜与海带、皮皮虾、小龙虾、豆腐等同食。

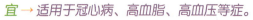

# 番茄洋葱鸡蛋汤　　降低胆固醇

**材料**　番茄、洋葱各50克，鸡蛋1个，海带清汤适量。

**做法**

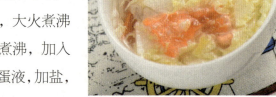

1.将番茄洗净，焯烫后去皮，切块；洋葱洗净，切碎；鸡蛋打散，搅拌均匀。

2.锅置火上，下入海带清汤，大火煮沸后加入洋葱、生抽，转中火煮沸，加入番茄，转小火煮2分钟，加入蛋液，加盐，搅拌均匀即可。

宜→适用于冠心病、胆固醇过高等症。

忌→番茄富含维生素K，与抗凝血药物同服可能会影响药效。

# 薤白粥 行气止痛

**材料** 粳米 100 克，薤白 10 ～ 20 克。

**做法**

1. 薤白拣去杂质，洗净，备用。

2. 将粳米洗净，加适量水，如常法煮粥。

3. 将粥煮至半熟时，加入薤白，煮熟后即可食用。

宜 → 适用于冠心病胸闷不适或心绞痛。

忌 → 气虚者、无滞者慎用薤白。

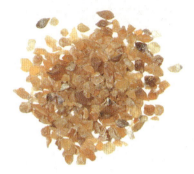

薤白有扩张血管、抗心肌缺血的功效，可缓解冠心病心绞痛症状。

---

# 小白菜玉米粥 降脂降压

**材料** 玉米粗粉 50 克，小白菜 2 棵，盐适量。

**做法**

1. 小白菜洗净，切丝；玉米粉放碗中，加水搅成糊状，备用。

2. 锅中加适量水煮沸，倒入玉米糊，小火煮至将熟，下小白菜略煮，加盐调味。每日 2 次，早晚食用。

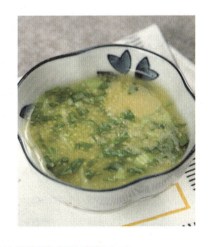

宜 → 适用于动脉硬化、冠心病、心肌梗死、血液循环障碍及高脂血症。

忌 → 患消化系统疾病时不宜食用玉米粉。

# 动脉硬化

 多吃蔬菜水果粗粮　 低糖低脂低盐饮食　 吸烟　 肥肉及动物内脏

　　动脉硬化是动脉的一种非炎症性、退行性和增生性的病变，以动脉管壁增厚、变硬、弹性减退、管腔缩小为特征，属中医"痰湿""血瘀"等范畴，与肝、脾、肾三脏关系密切。早期多无症状，随着病情的发展可表现为体力与脑力的衰退，出现胸闷、心悸及心前区闷痛，脑动脉硬化患者可出现头痛头晕、记忆力减退等症状。饮食疗法有助于改善及减轻症状，达到辅助治疗和预防目的。常吃银耳、黑木耳、牛蒡根、鲜桃、猕猴桃、槐花、玉米须、枸杞子、嫩桑叶等，对动脉硬化患者有益。

## 双枯茶　补气养血

**材料**　金银花10克，夏枯草30克。

**做法**

将金银花、夏枯草洗净，同放杯中，开水冲泡，频饮。

宜→适用于动脉硬化、高血压、冠心病等症。
忌→金银花性寒，脾胃虚寒及气虚疮疡脓肿者不宜服用。

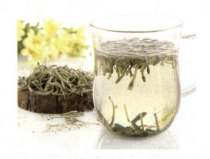

# 海参蒸蛋羹 　*滋阴润燥*

**材料** 海参1个，鸡蛋2个，盐、生抽、香油适量。

**做法**

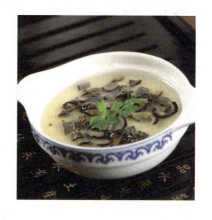

1. 将泡发好的海参处理干净，切片。

2. 鸡蛋磕入碗中，搅成蛋液。

3. 蛋液中按1∶1比例加入适量凉开水搅匀，加少许盐，放入海参片，隔水蒸熟，淋上生抽、香油即可。

宜→ *适用于肾阴虚所致的头晕、咽干、心烦、腰酸、动脉硬化、高血压等。*
忌→ *海参不宜与柿子、山楂、石榴同食。*

# 豆浆粥 　*补虚润燥*

**材料** 鲜豆浆1000毫升，粳米60～80克，盐或白糖适量。

**做法**

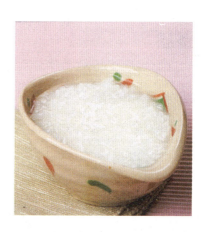

粳米洗净，与豆浆同入砂锅中，煮成稀粥，加盐或白糖调味即可。

宜→ *适用于动脉硬化、冠心病、高血压及小儿久咳不愈等症。*
忌→ *豆浆含有大量蛋白质，与红糖、红薯同食不利于消化吸收。*

# 枸杞酒酿蛋花汤　养护血管

**材料** 鸡蛋2个，酒酿、红糖、枸杞子适量。

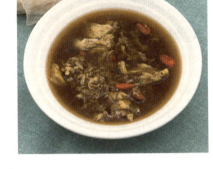

**做法**

1.鸡蛋磕入碗中，打散；枸杞子洗净。

2.锅中放入酒酿、枸杞子、红糖，加清水500毫升，中火煮沸，淋入鸡蛋液，搅成蛋花即可。

宜 → 适用于动脉硬化，亦可辅助降脂、降血糖。

忌 → 高热、腹泻患者不宜食用鸡蛋。

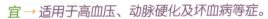

# 炒茄子　降脂降压

**材料** 茄子400克，料酒，葱末、姜末、蒜泥、油、盐、白糖、醋适量。

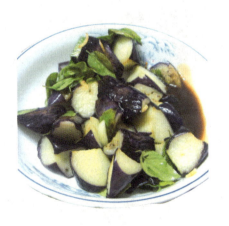

**做法**

1.茄子洗净，切块，入开水中焯3~5分钟，捞出备用。

2.将油烧热，放入葱、蒜、姜末爆香，喷少许料酒，下入茄子翻炒片刻，加盐、白糖、醋调味即可出锅。

宜 → 适用于高血压、动脉硬化及坏血病等症。

忌 → 脾胃虚寒、哮喘、便溏者等不宜食用茄子。

# 凉拌西蓝花  软化血管

**材料**  西蓝花150克，木耳适量，胡萝卜半根，盐、蚝油、香油适量。

**做法**

1. 西蓝花、胡萝卜、木耳处理好。

2. 将食材放入加盐和油的开水中焯1分钟。

3. 将食材捞出、沥水，放入盆内，加调料拌匀装盘。

宜 → 适用于动脉硬化，可辅助降压、降低胆固醇浓度。

忌 → 有出血倾向、慢性腹泻者不宜多食木耳。

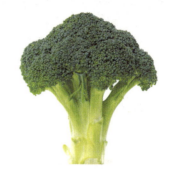

西蓝花可清除体内的氧自由基，适量多吃可缓解血管炎症对动脉硬化患者有益。

---

# 温拌牡蛎肉  滋阴养血

**材料**  牡蛎肉250克，蒜蓉、姜片、白糖、生抽、香醋适量。

**做法**

1. 将牡蛎肉去杂洗净，开水下锅烫熟捞出，放入盆中，加适量蒜蓉、香醋。

2. 将少许生抽、白糖，姜片放入锅中，小火加热到沸腾，把酱汁浇到牡蛎肉上，拌匀即可。

宜 → 适用于动脉硬化、高血压等症。

忌 → 脾胃虚寒、慢性腹泻便溏者不宜多吃牡蛎。

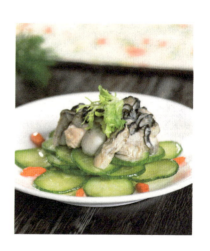

# 甲状腺功能亢进

 适量补充钙

 高热量高蛋白饮食

 高碘食物

 刺激性食物饮料

甲状腺功能亢进，简称甲亢，俗称"大脖子病"，多见于青壮年女性。表现为颈部甲状腺肿大，情绪兴奋，紧张，易激动，心动过速，严重者可出现手指震颤，双目突出，多食易饥，消瘦，月经不调等症状。除积极治疗，坚持按时服药外，日常要注意调养，多休息，学会控制情绪。忌碘饮食，少喝可乐、雪碧等产气饮料。可常食白萝卜、桂圆、黑木耳、高粱米、金针菜、马齿苋、桑葚等食物。中医对本病多以疏肝解郁、健脾宁心为治。

## 蒲公英汁　消瘿软坚

**材料** 鲜蒲公英200克。

**做法**

将新鲜蒲公英洗净，放入温开水中，浸泡10分钟，捞出后捣碎取汁即成。

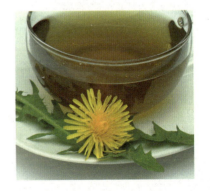

宜→ 适用于肝火亢盛型甲亢，伴眩晕耳鸣、头目胀痛、面红烦躁、腰膝酸软等症。

忌→ 白萝卜不宜与人参、西洋参同食。

# 黄花马齿苋汤 泻火利湿

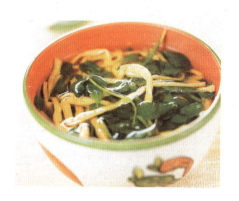

**材料** 黄花菜、马齿苋各50克。

**做法**

1.将黄花菜、马齿苋分别择净，清洗干净。

2.将黄花菜、马齿苋一同放入锅中，加适量清水，煎汤饮服。每日3次，连服15日。

宜 → 适用于甲亢肝火旺盛见口干口苦、头晕耳鸣、小便发黄、心烦易怒等症。

忌 → 马齿苋寒滑，脾虚便溏或泄泻者不宜服之。

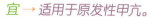

# 豆腐鲫鱼汤 益气健脾

**材料** 豆腐300克，鲫鱼1条，盐、姜、葱、油、盐各适量。

**做法**

1.豆腐切块；鲫鱼去鳞内脏，洗净，切斜刀。

2.平锅烧热倒油，放姜片，将鱼煎至两面略焦黄。

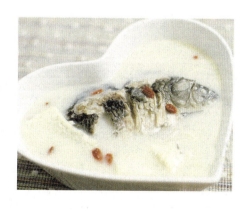

3.鱼放入砂锅，加葱段，适量料酒、开水，煮沸后下豆腐，大火烧15分钟，加盐调味。

宜 → 适用于原发性甲亢。

忌 → 感冒发热者不宜食用鲫鱼。

# 桑葚汁 补血滋阴

**材料** 新鲜桑葚 500 克。

**做法**

将桑葚洗净，用干净纱布包好，绞取汁液。每次 10～20 毫升，每日 3 次或不拘时饮服。

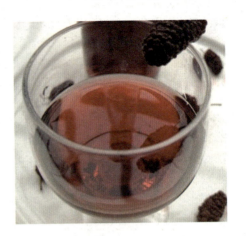

宜 → 适用于甲亢心悸气促、失眠多梦、头晕目眩、腰膝乏力、易饥喜饮等症。

忌 → 脾胃虚寒者不宜食用桑葚。

# 川贝丹参冬瓜粥 化湿豁痰

**材料** 川贝、丹参各 15 克，薏苡仁 30 克，冬瓜 60 克，红糖适量。

**做法**

1.川贝、丹参煎汤取汁。

2.将煎好的药汁与薏苡仁、冬瓜一起煮粥，加红糖调味。每日晨起空腹温服，连服 15～20 日。

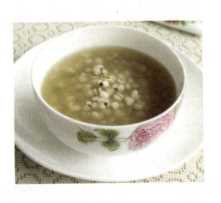

宜 → 适用于甲状腺功能亢进兼有颈部肿大、恶心、便溏等症。

忌 → 冬瓜性寒凉，脾胃虚寒易泄泻者慎食。

# 炖甲鱼 补中益气

**材料** 甲鱼1只，枸杞子、女贞子各10克，盐适量。

**做法**

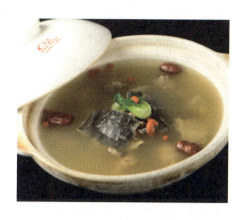

1. 将甲鱼去内脏、去爪等收拾干净，清洗备用。

2. 将甲鱼与枸杞子、女贞子共炖至甲鱼熟烂，拣去药材，加盐调味，吃肉喝汤。

宜 → 适用于阴虚火旺的甲状腺功能亢进等症。

忌 → 甲鱼不宜与柿子、苋菜、冬笋同食。

# 五汁饮 健脾解郁

**材料** 雪花梨1只，鲜藕1节，甘蔗1段，荸荠15个，水萝卜1个。

**做法**

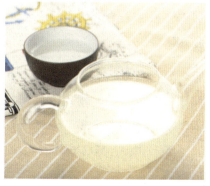

1. 将雪花梨、藕、甘蔗、荸荠、萝卜分别洗净去皮，切碎。

2. 将处理好的食材一同放入料理机中榨汁，冷饮。

宜 → 适用于胃中郁热型甲亢，见多食善饥、渴喜冷饮、口舌干燥等症。

忌 → 莲藕富含纤维蛋白，与动物肝脏同食会阻碍人体对铁的吸收。

# 胃炎

 饮食清淡易消化　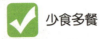 少食多餐　 腌熏食品　 咖啡浓茶酒

　　胃炎是多种不同病因引起的胃黏膜急性和慢性炎症，常伴有上皮损伤、黏膜炎症反应和上皮再生。胃炎是最常见的消化系统疾病之一。胃病"三分治七分养"，除了积极治疗，应该养成良好的生活习惯，切忌暴饮暴食，要保持心情愉悦。常食补益脾胃的食物，增强胃壁的营养，减少胃病的发生。宜吃一些容易消化吸收的食物，避免油腻、刺激性食物。进食应定时、定量，不能过饥、过饱。同时应戒烟，禁烈酒，保证足够的睡眠，更要保持心情舒畅，避免情绪波动。

## 羊乳山药羹　养胃益脾

**材料**　羊乳500毫升，山药30克。

**做法**

将羊乳煮沸后，加入山药煮至软烂，调味食用。每日1剂，分2次服。

宜 → 适用于肾阴虚之口渴、腰酸、反胃以及慢性肾炎、慢性胃炎之属气阴不足者。

忌 → 胆囊炎、胰腺炎患者不宜喝羊奶。

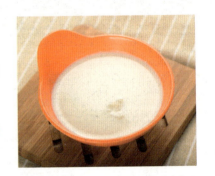

# 姜醋木瓜汤 补脾和中

**材料** 生姜30片，米醋、木瓜各500克。

**做法**

1. 将生姜洗净去皮，切片。

2. 将木瓜去皮切块。

3. 将生姜、木瓜放入锅中，加适量水，与米醋同煮，每日1剂，分3次服完。

宜→ 适用于脾胃虚寒型慢性胃炎，见胃脘冷痛、得热痛减、得按则舒、食少体倦等症。

忌→ 阴虚体质者、内热较重者不宜食用生姜。

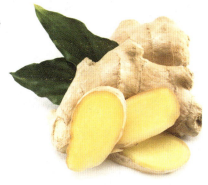

生姜中的姜辣素对胃黏膜损伤有保护作用，对慢性胃炎有辅助疗效。

# 石斛玉竹粥 滋阴除热

**材料** 玉竹9克，石斛12克，大枣5枚，粳米60克。

**做法**

将玉竹石斛加水煎汤取汁，与大枣、粳米同煮成粥。每日1剂，连服7~8日。

宜→ 适用于胃热阴虚引起的慢性胃炎。

忌→ 脾胃虚寒、大便溏薄、虚而无火、舌苔厚腻者慎用石斛。

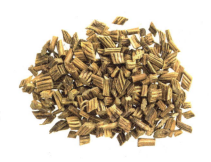

石斛可益胃生津，对慢性胃炎患有一定疗效。

# 赤小豆山药粥　健脾养胃

**材料**　赤小豆50克，山药30克，白糖适量。

**做法**

1.山药洗净去皮切丁，赤小豆洗净。

2.将赤小豆放入砂锅中，加入适量清水煮至半熟，放入山药煮至粥成，调入白糖，晨起作早餐食用。

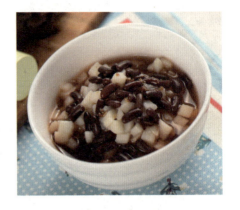

宜→ 适用于湿热型慢性胃炎，症见上腹刺痛或绞痛、口臭、大便干结或溏薄等。

忌→ 尿多、阴虚而无湿热者不宜食用赤小豆。

# 栗子粳米粥　养胃益肾

**材料**　栗子、粳米各100克，冰糖50克。

**做法**

栗子去壳、切块，粳米洗净，二者同置锅中，加清水适量炖煮，待粥熟调入冰糖即成。

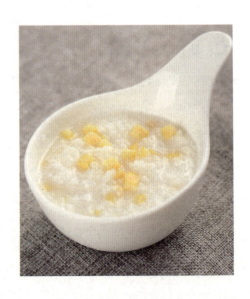

宜→ 适用于慢性胃炎、筋骨肿痛、腰膝酸软、小便频数等症。

忌→ 急性肾炎患者、糖尿病患者不宜食用栗子。

# 白胡椒炖猪肚　温脾散寒

**材料**　白胡椒 15 克，猪肚 1 个。

**做法**

1. 将白胡椒打成碎末。

2. 将猪肚洗净，去油。

3. 将白胡椒放入猪肚内，扎紧封口，放入砂锅中，加适量清水，大火煮沸后，转成小火炖至软烂，加盐调味即可食用。

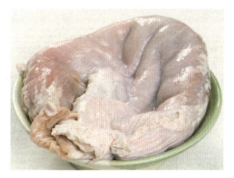

猪肚能补益脾胃，常食对改善慢性胃炎诸症有益。

宜 → 适用于虚寒型慢性胃炎及胃、十二指肠溃疡病。

忌 → 阴虚火旺、热性疾病患者不宜食用白胡椒。

# 百合粥　滋养胃阴

**材料**　百合 90 克，糯米适量。

**做法**

1. 将百合洗净，掰成小片。

2. 将百合与糯米一起下锅，加入适量清水，煮成粥食用。每日 1 次，连服 1 周。

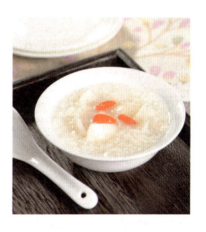

宜 → 适用于胃阴不足型慢性胃炎，症见胃部隐隐作痛、呃逆、饥而不欲食、口干咽燥等。

忌 → 风寒咳嗽及中寒便溏者忌服百合。

# 鼻炎

 膳食多样化　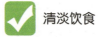 清淡饮食　 辛辣刺激性食物　 易上火食物

　　急性鼻炎未经彻底治愈，往往会转变成慢性鼻炎或萎缩性鼻炎，中医学统称之为鼻渊或脑漏。鼻炎虽无明显全身症状，但长期鼻塞，黏膜充血，鼻甲肥大，脓性黏涕不断，不仅令人精神痛苦，而且可使嗅觉受阻，头昏脑涨，严重者甚至影响记忆力。中医治疗鼻炎，通常采用消炎通窍，温中扶正祛邪诸法，对症食疗也可达到辅助治疗的作用。

## 山药炖排骨　补益肺脾

**材料**　山药100克，大枣5枚，排骨300克，葱、姜、料酒、盐适量。

**做法**

1.将山药洗净去皮，切小块；大枣去核；排骨洗净，焯水。

2.将排骨、葱、姜、料酒同放锅中，加适量开水，炖至排骨七成熟，下山药炖至熟烂，加盐调味即可。

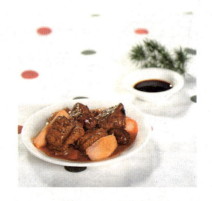

宜→适用于肺脾气虚、邪滞鼻窍型慢性鼻炎，症见交替性鼻塞、流稀涕、咳嗽、痰稀、气短等。

忌→山药不宜与南瓜同食。

# 瓜藤煲猪肉  消炎通窍

**材料**  丝瓜藤适量（近根部最佳），瘦猪肉 50 克，盐适量。

**做法**

1. 丝瓜藤洗净，切段；猪肉洗净，切块。

2. 将丝瓜藤、猪肉同入砂锅，加水炖至肉熟烂，加盐调味即成。喝汤吃肉。每日 1 次，连服 10 日。

宜 → 适用于慢性鼻炎急性发作期、萎缩性鼻炎等症。

忌 → 丝瓜藤不宜同食白萝卜，否则可能导致腹胀。

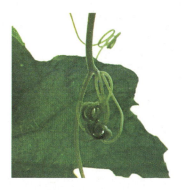

丝瓜藤有抗炎抑菌作用，常食对慢性鼻炎患者有益。

# 桃仁鳜鱼  通窍祛瘀

**材料**  桃仁 6 克，泽泻 10 克，鳜鱼 100 克，葱、姜、盐适量。

**做法**

1. 将鳜鱼去除鳞、腮及内脏，清洗干净。

2. 将鳜鱼放入汤煲中，加入桃仁、泽泻及调料，加适量清水，炖熟即成。食鱼喝汤。

宜 → 适用于气滞血瘀型慢性鼻炎，见鼻塞、流涕、头痛、嗅觉下降等症。

忌 → 便溏腹泻者禁食桃仁。

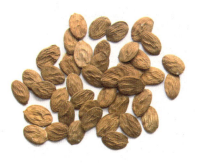

桃仁可镇痛抗炎、抑菌抗过敏，对慢性鼻炎诸症有缓解作用。

# 辛夷煮鸡蛋 通窍止涕

材料 辛夷花 15 克，鸡蛋 2 个。

做法

1.辛夷花去毛，装纱布袋，加清水 2 碗煎取 1 碗汤汁。

2.将鸡蛋煮熟、去除蛋壳，刺小孔数个。

2.将煎好的药汁煮沸，放入鸡蛋一同煮至入味，饮汤吃蛋，每日 1 剂。

宜→ 适用于风寒型慢性鼻炎，鼻塞、鼻痒、流涕等症。

忌→ 阴虚火旺者不宜食用辛夷花。

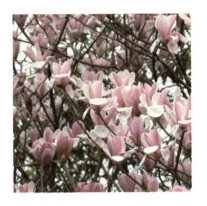

辛夷花能保护鼻黏膜，减轻炎症，对鼻炎、过敏性鼻炎等有疗效。

# 黄柏龙井茶 解毒通窍

材料 黄柏 9 克，龙井茶 15 克。

做法

将黄柏研末，与茶一同放入杯中，用开水冲泡 15 分钟，即可饮用。

宜→ 适用于慢性鼻炎和鼻旁窦炎，鼻塞日久、脓涕不断、鼻黏膜红肿或伴寒热头痛、眉额胀痛等症。

忌→ 黄柏苦寒，易伤胃气，脾胃虚寒者忌服。

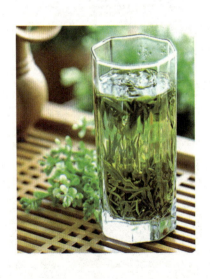

# 川芎菊花茶 祛风消炎

材料 白菊花6克，川芎10克，绿茶2克。

做法

1.川芎洗净切片，备用。

2.将川芎片与菊花、绿茶一同放入养生壶中，加适量水煮沸，过滤取汁。早、晚饮服。

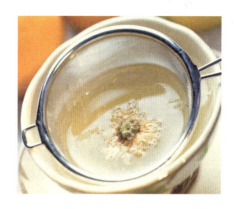

宜 → 适用于风热型单纯性慢性鼻炎，见流鼻涕或分泌物增多、鼻塞等症。

忌 → 阴虚火旺，舌红口干者不宜服用川芎。

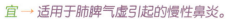

# 枣泥豆包 养胃利窍

材料 大枣（去核去皮）250克，白扁豆1000克，面粉1000克。

做法

1.将白扁豆煮至软烂，加大枣同煮，至水将尽，趁热将白扁豆、大枣捣成泥。

2.面粉按常法，加酵母和成面团发酵。

3.将面团排气揉匀，匀分成小份，擀皮，包进扁豆枣泥馅，收口做成豆包，上锅蒸熟。

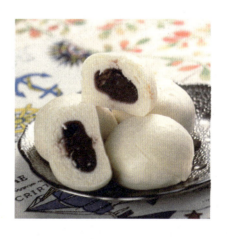

宜 → 适用于肺脾气虚引起的慢性鼻炎。

忌 → 阴寒内盛者忌食白扁豆。

# 咽炎

 饮食清淡
易消化　　 抽烟喝酒　　 油炸腌制
食物　　 生冷辛辣
食物

　　咽炎是咽部黏膜、黏膜下和淋巴组织的炎症，常为上呼吸道感染的一部分。依据病程的长短和病理改变性质的不同，分为急性咽炎、慢性咽炎两大类。慢性咽炎的治疗需循序渐进的过程，讲究"三分治，七分养"，慢性咽炎患者应注意日常调整，宜吃清淡、酸甘滋阴的食物，如水果、新鲜蔬菜。可选用以下食疗方辅助治疗。

## 桂花菊佩汤　清热滋阴

**材料** 干桂花、菊花、佩兰、竹叶各10克。

**做法**
将干桂花、菊花、佩兰、竹叶洗净，加水煎2次，每次用水300毫升，煎20分钟取汁，将两液混合。分2次服。

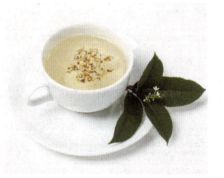

宜 → 适用于慢性咽炎口臭咽痛等症状。

忌 → 孕妇、肾亏尿频者禁食竹叶。

# 蜂蜜茶 清咽利喉

**材料** 绿茶20克，金银花10克，蜂蜜50克。

**做法**

1. 将绿茶、金银花放入壶中。

2. 加开水300毫升冲泡30分钟，倒出约200毫升浓汁，待冷，调入蜂蜜。

3. 每隔30分钟，取50克茶，漱喉咙2分钟徐徐咽下。

宜→ 适用于咽炎声音嘶哑、咳嗽等症。

忌→ 女性月经期间不宜服用金银花。

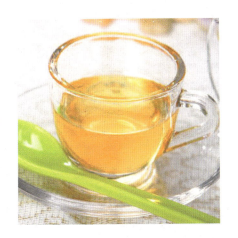

# 甘桔饮 清肺生津

**材料** 桔梗6克，生甘草3克。

**做法**

桔梗、甘草碾为粗末，共置杯中，以开水浸泡，温浸片刻。代茶频饮，每日2次。

宜→ 适用于慢性咽炎咽部干痛、不适、有异物感等症。

忌→ 阴虚久咳、气逆或有咳血症状者禁服桔梗。

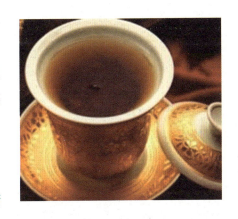

# 百合蒸鸭 滋补肺肾

**材料** 百合干30克，净老鸭1只，葱、姜、盐、白酒适量。

**做法**

1. 百合洗净泡发。

2. 将老鸭处理清洗干净，斩块。

3. 将百合、鸭肉与姜、葱同放于盘内，调以盐、酒，上笼蒸熟。

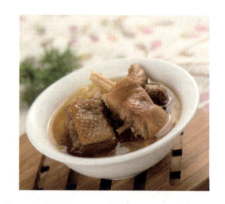

宜 → 适用于肺肾阴虚型慢性咽炎，见咽干痛、灼热，咽部作痒而咳，痰少不易咳出等症。

忌 → 脾虚便溏、消化不良者不宜食用阿胶。

---

# 黄瓜拌金针菇 润肺利咽

**材料** 黄瓜350克，金针菇150克，盐、香油、花椒油、米醋适量。

**做法**

1. 将金针菇去根，洗净煮熟，捞出过凉，沥干水分；黄瓜洗净切丝。

2. 将黄瓜、金针菇放入盆内，加盐、香油、花椒油、米醋拌匀装盘。

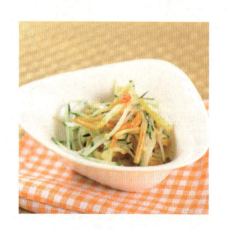

宜 → 适用于慢性咽炎、扁桃体炎。

忌 → 黄瓜不宜与香椿、青椒、金橘同食。

# 乌梅橄榄汤 祛痰利咽

**材料** 乌梅10克，橄榄30克，白糖适量。

**做法**

1. 将乌梅、橄榄洗净，一同放入养生壶中。

2. 加入适量清水煎煮，过滤取汁，调入白糖饮服。每日1剂，连服10～15日。

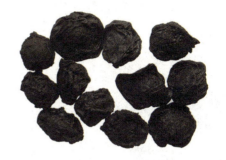

乌梅能收敛肺气，可以缓解咽炎咳嗽等症。

宜→ 适用于肺热型慢性咽炎。

忌→ 乌梅与猪肉同食会影响疗效，大量同食还可能中毒。

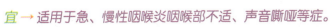

# 罗汉绿豆粥 清热润肺

**材料** 罗汉果60克，绿豆30克，大米100克，冰糖50克。

**做法**

1. 将罗汉果洗净，切成小块，煎煮取汁。

2. 绿豆、大米洗净，加罗汉果汁及适量水煮粥至八成熟，加入冰糖，煮至粥熟即成。每日1～2次，连服10～15日。

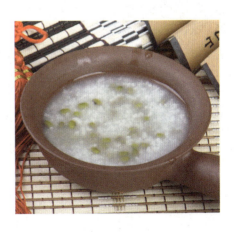

宜→ 适用于急、慢性咽喉炎咽喉部不适、声音嘶哑等症。

忌→ 脾胃虚寒者不宜服用罗汉果。

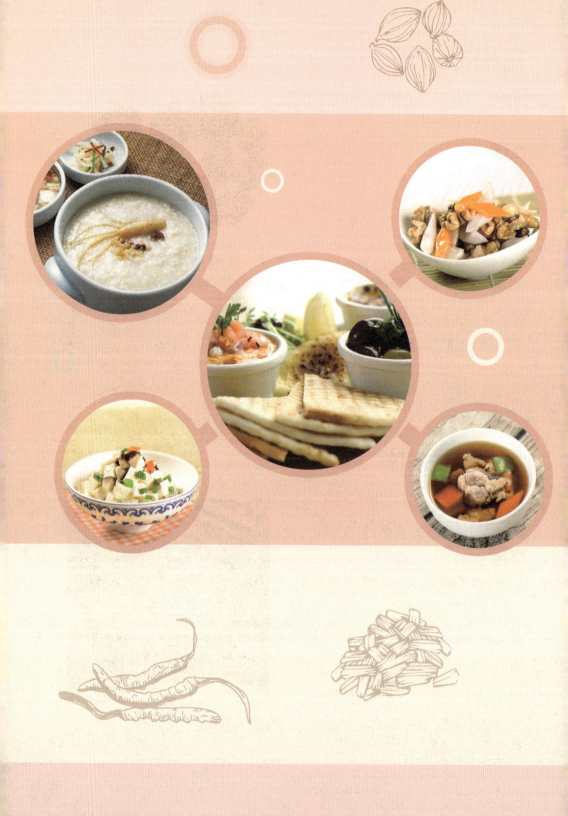

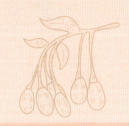
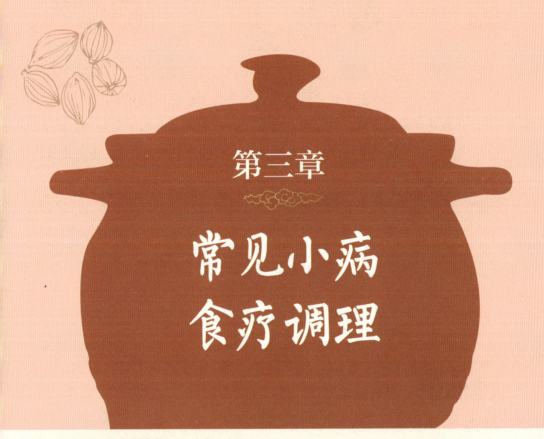

# 第三章

常见小病
食疗调理

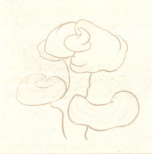

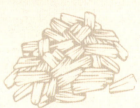

# 感冒

 饮食清淡     多补充水分     易消化食物     生冷油腻食物

感冒是一种最为常见的呼吸道疾病，大致可分普通感冒和流行感冒。中医将感冒称作"伤风"和"时行感冒"，一般认为是感受了时邪，并有寒热之分别，用药也有区分。寒性感冒主要表现为无汗、头痛、鼻流清涕、发低热、咳痰稀白起泡、小便清、舌苔薄白。热性感冒主要表现为怕冷、发热、咽喉红肿、痰涕黄稠、小便黄赤、舌苔黄厚。下列食疗方，可根据病人所患感冒的类型及体质状况、病程进展等方面选用，以达到治疗和调理的目的。

## 神仙粥  温胃散寒

**材料** 连须葱白10克，生姜5片，粳米60克，米醋5毫升。

**做法** 将葱白洗净，与生姜、粳米共同煮粥，粥成后加米醋5毫升，趁热服。

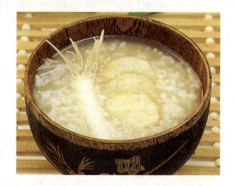

宜 → 适用于风寒感冒引起的头痛、浑身酸懒、乏力、发热等症。

忌 → 表虚多汗者忌服葱白。

# 银菊粟米粥 清热解表

**材料** 金银花、菊花各 10 克，粟米 100 克。

**做法**

1. 金银花、菊花焙干研末。

2. 粟米洗净，加适量清水煮成粥，调入金银花末、菊花末，稍煮即成。佐餐食用。

宜→ 适用于风热感冒头胀痛、有汗、咽喉红肿疼痛、咳嗽、痰黏等症。

忌→ 食少泄泻者和气虚胃寒者不宜食用菊花。

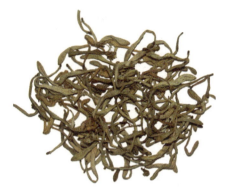

金银花清热解毒，可缓解风热感冒引起的咽喉疼痛、咳嗽、发热等症状。

# 葱白豆豉汤 解表散寒

**材料** 葱白 2 根，豆豉 10 克，盐适量。

**做法**

将豆豉放入锅中，加清水 500 毫升煮沸，再煮 2 ~ 3 分钟，加入葱白，以调料调味。每日 1 剂，趁热服用。

宜→ 适用于风寒感冒引起的发热、咳嗽失音、头痛、鼻塞诸症。

忌→ 豆豉不宜与药物同食。

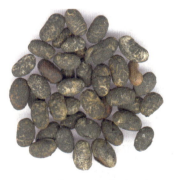

豆豉可疏散解表，对风寒感冒怕冷发热、鼻塞喷嚏等症疗效果佳。

# 紫苏杏仁粥　止咳化痰

**材料**　杏仁、紫苏叶各 20 克，粳米 100 克。

**做法**

1. 将杏仁去皮，粳米洗净，一同放入锅中。

2. 加清水 1000 毫升煮粥，大火煮沸后转小火继续煮至粥将成时下入紫苏叶略煮即可。空腹服用。

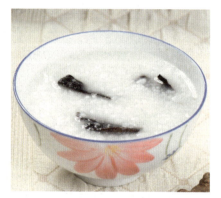

宜 → 适用于感冒引起的咳嗽、痰多等症。

忌 → 消化道感染、湿热体质者不宜食用杏仁。

# 荆芥粥　清利咽喉

**材料**　荆芥、淡豆豉各 6 ～ 10 克，薄荷 3 ～ 6 克，粳米 60 克。

**做法**

1. 荆芥、淡豆豉、薄荷加水煎 5 分钟，去渣取汁。

2. 粳米洗净，加水煮粥，粥将成时倒入药汁，稍煮即成。趁热食用。

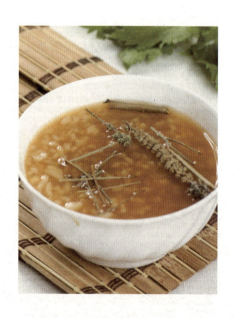

宜 → 适用于感冒引起的发热恶寒、头昏、头痛、咽痒咽痛诸症。

忌 → 气虚者以及婴幼儿、老年人等身体虚弱者不宜长期服用荆芥。

# 罗勒茶　发汗解表

**材料**　罗勒叶、菊花各 10 克。

**做法**

1. 将罗勒叶、菊花洗净、压碎，放入杯中。
2. 加入开水冲泡 20 分钟，代茶饮用。

宜 → 适用于外感风热感冒，症见恶寒发热、咳嗽、头痛、鼻塞声重等。

忌 → 气虚血燥者慎饮此茶。

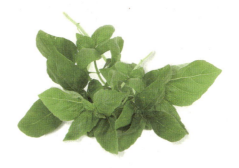

罗勒叶能疏风解表，可缓解风热感冒引起的头痛、发热、咳嗽等症。

# 姜糖苏叶饮　散风祛寒

**材料**　紫苏叶 3～6 克，生姜 3 克，红糖 15 克。

**做法**

将生姜洗净切丝，苏叶洗净，同入杯内，以开水冲泡，加盖浸泡 5～10 分钟，加入红糖搅匀，趁热饮用。

宜 → 适用于感冒风寒证，见有恶寒发热、头痛、咳嗽、无汗或恶心呕吐、腹胀、胃痛等症。

忌 → 阴虚、气虚及温病者慎服紫苏叶。

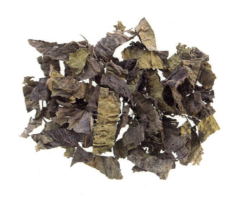

紫苏叶辛温行散，最适宜风寒感冒兼气滞之症。

# 头痛

 ✔ 清淡饮食　 ✔ 吃新鲜蔬果　 ✖ 嗜酒及冷饮　 ✖ 高盐高糖高脂

头痛是临床上常见而重要的症状之一，有时是某些疾病的早期唯一症状，病因复杂。头痛在临床上可根据病因分为四类：第一类为反复发作性头痛，如偏头痛。第二类为继发性头痛，如外伤后头痛、腰穿后头痛、感染中毒性头痛、急性青光眼、急性副鼻窦炎等头痛。第三类为急性头痛，如蛛网膜下腔出血、脑膜炎、脑出血、高血压脑病等。第四类为慢性头痛，如颅内占位性病变、高血压头痛、神经衰弱、癔病等。

头痛患者应在生活中进行相应的护理。应适当地补充营养元素，不宜喝咖啡、浓茶和含咖啡因的饮料，不宜饮酒，不要食用易过敏食物。

## 桑葚女贞子粥　补肾益精

**材料** 女贞子 15 克，桑葚 30 克（鲜品 60 克），粳米 100 克，冰糖适量。

**做法**

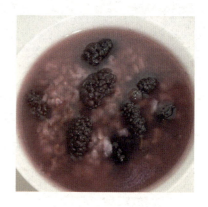

1. 将桑葚、女贞子分别洗净，用清水浸泡 12 小时。

2. 粳米洗净，加入桑葚、女贞子及浸泡的清水一同煮粥，粥成时加入冰糖即成。

宜→ 适用于血虚型头痛，见头痛如细筋牵引、唇面苍白、心悸易慌、目眩等症。

忌→ 糖尿病患者不建议服用新鲜桑葚。

# 荷叶鸡蛋汤  养阴清热

**材料**  鸡蛋 2 只，荷叶、红糖适量。

**做法**

1. 将荷叶洗净，备用。

2. 将荷叶与鸡蛋一同放入锅中，加适量清水煮熟，去蛋壳再继续煮 1 小时，加入红糖即成，喝汤吃蛋。

宜 → 适用于阴虚阳亢之头痛。

忌 → 手脚冰凉、脾胃虚寒者不宜食用荷叶。

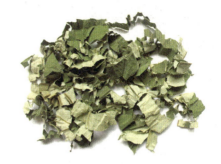

荷叶有散瘀止血之功效，可治疗暑热引起的口渴、心烦、头痛、眩晕等症。

# 草决明海带排骨汤  滋养阴血

**材料**  海带 20 克，草决明 10 克，排骨 200 克，葱段、姜片、盐、料酒适量。

**做法**

1. 草决明洗净，加水煎汤取汁；排骨洗净焯水；海带洗净切小块。

2. 将海带、排骨，加药汁及适量水，放入调料，炖至肉烂即可。每日 2 次，连服数日。

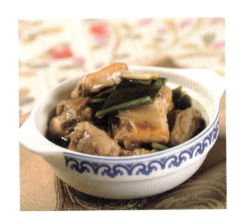

宜 → 适用于肝阳上亢之头痛常偏一侧，伴有心烦易怒、失眠多梦、口苦等症。

忌 → 气虚便溏、脾胃虚寒者不宜服用决明子。

# 丝瓜根鸭蛋 通络补虚

**材料** 鲜丝瓜根90克，鸭蛋2个。

**做法**

1. 将丝瓜根、鸭蛋放入锅中，加适量清水。

2. 开大火煮沸后转小火煮30分钟，蛋熟后取出。吃蛋喝汤，顿服。

宜→ 适用于偏头痛，见反复发作搏动样疼痛、眼眶周围疼痛等症。

忌→ 脾阳不足、寒湿下痢者忌食鸭蛋。

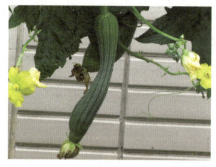

丝瓜根可活血通络，适量食用可缓解咽喉肿痛、偏头痛等症。

# 太白花炖乌鸡 平肝补虚

**材料** 太白花60克，乌鸡1只，姜、盐适量。

**做法**

1. 将乌鸡洗净血水，去掉内脏。

2. 将乌鸡与太白花一同放入锅中，加适量清水共炖至肉软烂，除去药材，加盐调味，吃肉喝汤。

宜→ 适用于偏头痛、头晕目眩、白带、虚劳等症。

忌→ 乌鸡不宜与鲫鱼、虾、兔肉同食。

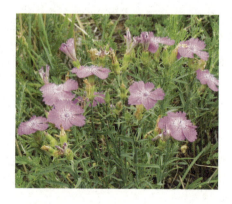

太白花可平肝止血，对高血压、头晕目眩、偏头痛诸症有效。

# 玫瑰薄荷茶  清利头目

**材料**　玫瑰花、薄荷、菊花各3克，冰糖适量。

**做法**

1.将玫瑰花、薄荷、菊花分别洗去浮尘。

2.将玫瑰花、薄荷、菊花一同放入杯中，用开水冲泡5分钟，调入冰糖，即可饮用。

宜 → 适用于外感风热引起的头痛。

忌 → 胃寒者、孕妇慎用玫瑰花。

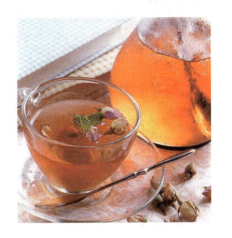

# 黑豆活血粥  补肾活血

**材料**　黑豆、粳米各100克，苏木15克，鸡血藤30克，元胡粉5克，红糖适量。

**做法**

1.将黑豆洗净，煮至半熟；苏木、鸡血藤煎煮40分钟取液。

2.将药汁与黑豆同煮至将成熟，入粳米、元胡粉煮至豆熟烂粥成，加红糖调味。每日1剂，分2次食。

宜 → 适用于气滞血瘀型血管性头痛。

忌 → 痛风、湿气重者不宜食用黑豆。

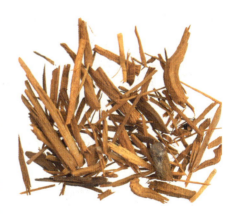

苏木活血祛瘀、消肿止痛的功效，可缓解气滞血瘀引起的头痛。

# 失眠

 饮食清淡
易消化　　 晚餐不可
过饱　　 盲目吃滋
补品　　 饮食肥甘
厚腻

　　失眠又称为失眠障碍，即自觉失去睡眠能力，睡眠不足，入睡困难，早醒等。长期的失眠不仅白天精神萎靡，疲惫无力，情绪不稳，而且记忆力减退，免疫功能下降，时而出现心慌、心悸等自主神经紊乱现象。中医称失眠为不寐，主要病因为长期过度疲劳、精神紧张或情绪波动，以致心失所养或心神不宁。一般可分为心脾两虚、心肾不交、肝郁化火、痰热内扰等证型。有失眠症状，日常起居应有规律，居住环境宜安静，睡前不要饮茶、锻炼和玩游戏。恰当的食疗方可明显改善失眠症状。

## 洋参桂圆安神茶　补气安神

**材料** 西洋参6克，桂圆肉30克，冰糖适量。

**做法**
将西洋参、桂圆肉一同放入杯中，加开水冲泡，浸泡20分钟，代茶饮用。

宜→ 适用于虚热烦倦、失眠等症。
忌→ 西洋参不宜与茶叶同饮。

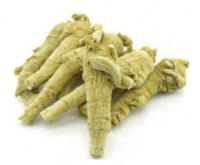

西洋参有安神静心的功效，喝西洋参茶可改善失眠症状，提高睡眠质量。

# 莲子黑枣养心安神茶　养心安神

**材料**　莲子 7 个，黑枣 10 克，黑豆、浮小麦各 30 克。

**做法**

1.将莲子去芯、洗净，黑枣、黑豆、浮小麦分别洗净。

2.将诸药一同放入锅中，加适量清水大火煮沸后转小火继续煎煮 30 分钟，去渣取汁，代茶饮用。

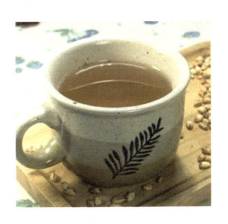

宜 → 适用于心烦失眠、脾虚久泻等症。

忌 → 脾胃不好者不宜食用黑枣。

# 糯米小麦粥　益肾安神

**材料**　糯米、小麦各 50 克，白糖或红糖适量。

**做法**

糯米、小麦洗净，加水适量同煮成粥，调入白糖或红糖即可。每日 1 次，晚上临睡前服。

宜 → 适用于失眠伴头晕耳鸣、五心烦热、腰脊酸软、神疲倦怠、心悸健忘等症。

忌 → 糯米性黏滞难以消化，老人及消化道炎症患者不宜食用。

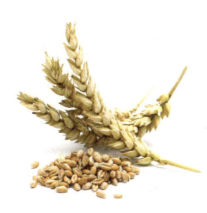

小麦能养阴除烦、宁心安神，对失眠症状有辅助效果。

# 双仁粥 补血养心

**材料** 酸枣仁、柏子仁各 10 克，红枣 5
枚，粳米 100 克。

**做法**

1. 将酸枣仁、柏子仁、红枣洗净，加水煎煮 20 分钟。

2. 取煎好的药汁，与粳米同煮成粥，调入红糖即可。空腹温热食，每日 1 ~ 2 次。

宜→ 适用于心脾两虚型失眠，见不易入睡、多梦易醒、神疲困乏、口淡无味等症。

忌→ 便溏及痰多者慎用柏子仁。

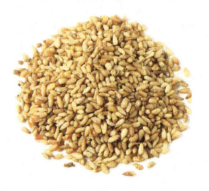

柏子仁能养心安神，可改善烦热惊悸、失眠、健忘等症。

# 黄花合欢大枣汤 除烦解郁

**材料** 大枣 10 枚，合欢花 10 克，黄花菜 30 克，蜂蜜适量。

**做法**

将黄花菜洗净，与合欢花同煎取汁，入大枣炖至软烂，调入蜂蜜即成。每日 1 ~ 2次，连服 7 ~ 10 日。

宜→ 适用于肝气不舒引起的失眠、惊悸之症。

忌→ 脾胃虚寒、慢性胃炎者不宜食用合欢花。

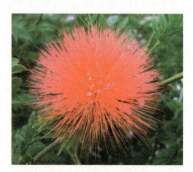

合欢花具有解郁安神的作用，可改善失眠、郁结胸闷、健忘等症状。

# 党参龙眼炖猪心　养心健脾

**材料**　党参15克，龙眼肉12克，猪心1个，盐适量。

**做法**

1.将猪心洗净，备用。

2.将党参、龙眼肉分别洗去浮尘。

3.将猪心、党参、龙眼肉一同放入炖盅内，加清水适量，隔水炖熟。调味后食用。

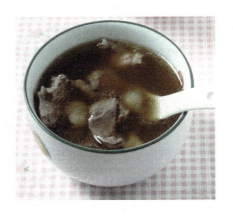

宜 → 适用于心脾两虚、气血不足所致的心悸、失眠、健忘、食少便溏等症。

忌 → 党参不宜与藜芦同用。


# 蛤蜊蛋花汤　清热安神

**材料**　蛤蜊肉60克，百合30克，玉竹15克，鸡蛋1个，水发木耳、盐适量。

**做法**

1.将蛤蜊放入加了适量海盐的清水中浸泡3～4小时，吐净泥沙，清洗干净。

2.将百合、玉竹洗净，煎煮取汁。

3.将药汁倒入锅中，下入蛤蜊，打入鸡蛋，加盐调味。佐餐食用。

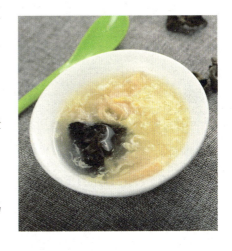

宜 → 适用于心肾不交引起的心烦不眠、潮热盗汗等症。

忌 → 蛤蜊忌与田螺、橙子、芹菜同食。

# 眩晕

 吃新鲜蔬果　　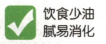 饮食少油腻易消化　　 浓茶咖啡　　 饮酒

　　眩晕是一种临床自觉症状。眩指眼前发黑，视物不清；晕指视物旋转不定。民间又常将眩晕称为"头晕"。眩晕轻者闭目休息一会儿即止；重者如坐舟车，旋转难停，不能站立，伴恶心、呕吐、大汗等症状。现代中医认为，眩晕虚实夹杂。虚指肝肾阴虚，血气不足；实指风、火、痰、瘀。实证眩晕可分为四个最基本证型：外感风寒型、肝阳上亢型、痰浊中阻型、血瘀脑络型。常用的食疗方有以下几种，患者可以辨证选用。

## 天麻绿茶　平肝息风

材料　天麻3～5克，绿茶1克。

做法

将天麻、绿茶放入茶杯中，以开水冲泡5分钟即成。

宜→适用于肝阳上亢引起的眩晕，见头晕目赤、烦躁易怒等症。

忌→津液衰少、血虚、阴虚等症慎用天麻。

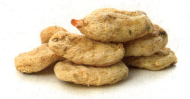

天麻可平抑肝阳，对眩晕、头痛、肢体麻木等症疗效佳。

# 远志枣仁粥　宁志安神

**材料**　远志肉、炒酸枣仁各10克，粳米50克。

**做法**

1.将粳米淘净放入砂锅中，加适量清水，大火煮沸。

2.锅中加远志、酸枣仁继续煮至粥熟，调入红糖。每日1剂。

宜→ 适用于心肝阴血亏虚、心失所养引起的健忘、失眠、多梦、眩晕等。

忌→ 远志对胃有刺激性，消化道溃疡病及胃炎患者慎服。

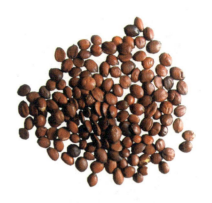

酸枣仁具有宁心安神、养肝健脑之功效，对眩晕有辅助调理作用。

---

# 人参枸杞汤　补气益精

**材料**　人参3克，枸杞子30克。

**做法**

将人参、枸杞子加水适量，煎煮取汁。饮汤，每日2次。

宜→ 适用于气精两亏之眩晕耳鸣、腰膝酸软、四肢不温等症。

忌→ 感冒发热时不宜服用人参。

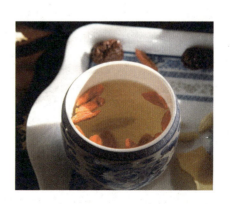

# 玉米须茶饮　平肝清热

**材料**　玉米须30克。

**做法**

将玉米须清洗干净，放入砂锅中，加清水200毫升，小火煎至100毫升，取汁，晾至温热。空腹服用，连服3～6次。

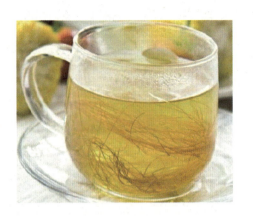

宜→ 适用于高血压引起的眩晕。
忌→ 玉米须不宜与海螺同食。

# 枯草菊花粥　降压止晕

**材料**　夏枯草、菊花各15克，粳米100克，冰糖适量。

**做法**

1.夏枯草、菊花洗净，装纱布袋扎紧，加清水适量，大火煮沸取汁。

2.药汤中加粳米煮粥，煮沸后除去药袋，小火煮至粥成，调入冰糖。每日1次，连服6日。

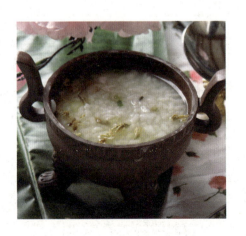

宜→ 适用于肝阳上亢引起的眩晕。
忌→ 夏枯草性寒清泄，故脾胃虚寒者慎服。

# 宁杞牛肝汤　补肝益肾

**材料**　牛肝100克，枸杞子30克。

**做法**

1.将牛肝处理干净、切片。

2.将牛肝与枸杞子一同放入锅中，加适量清水共煮至牛肝熟烂即成。食肉饮汤。

宜→ 适用于肝血不足引起的眩晕、视物模糊等症。

忌→ 高脂血症、肝病、高血压患者忌食牛肝。

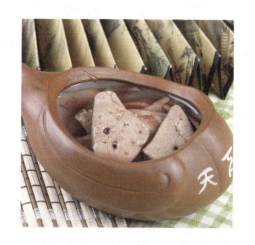

# 怀山杞子炖猪脑　滋肾固精

**材料**　山药30克，猪脑1副，枸杞子10克，盐少许。

**做法**

猪脑洗净，与山药、枸杞子加水同煮，炖至猪脑熟烂，加盐调味。佐餐食用。

宜→ 适用于血虚引起的眩晕、腰膝酸痛及神经衰弱等症。

忌→ 高脂血症、动脉硬化、冠心病患者忌食猪脑。

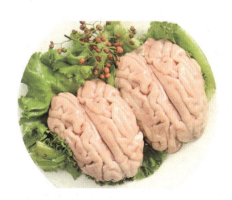

　　猪脑有补益脑髓、疏风的功效，常用于头痛、眩晕、失眠等症的辅助调理。

# 消化不良

 食物软烂易消化　　 少量多餐　　 辛辣刺激性食物　　 油炸油煎食物

　　消化不良是由胃动力障碍所引起的疾病。主要症状为上腹痛、早饱、腹胀、嗳气。上腹痛多无规律，只有部分患者与进食有关，表现为饱痛，进食后缓解，或餐后半个小时又出现疼痛。早饱是进食后不久即有饱腹感。腹胀多发生于餐后，或呈持续性，进餐后加重，同时伴有嗳气。另外，一些功能性消化不良的人还会出现失眠、焦虑、抑郁等精神方面的症状。消化吸收不良的人，常有腹泻、腹痛、消瘦、贫血及全身性营养不良等症状，饮食调养对改善上述症状有较好的效果。

## 焦大麦茶　健胃消食

**材料**　焦大麦10克。

**做法**

将焦大麦洗净，放入杯中，用开水冲泡片刻，代茶饮用。

宜→适用于消化不良腹痛、腹胀等症。
忌→怀孕及哺乳期间不宜服用焦大麦。

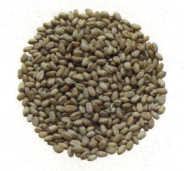

大麦能消食滞，对中焦气阻、失其运化而引起的腹胀等症有效。

# 丁香神曲茶 消食导滞

**材料** 丁香、神曲各15克。

**做法**

将丁香、神曲洗净,一同放入杯中,加开水冲泡,代茶频饮。

宜→ 适用于消化不良,对脾胃气虚、脏腑饮食不化等症有效。

忌→ 神曲不宜与抗生素同用,降低抗生素疗效。

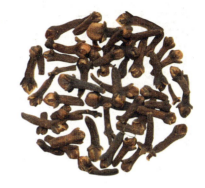

丁香具有温中降逆的作用,对脾胃虚寒、呃逆呕吐、食少吐泻等症有效。

# 山楂焖鹅肉 行气消食

**材料** 鹅肉250克,山楂30克,鸡内金10克,陈皮6克,生抽、老抽、盐适量。

**做法**

1.将鹅肉洗净切块,山楂、鸡内金、陈皮洗净。

2.鹅肉、山楂、鸡内金、陈皮加清水适量,加适量生抽、老抽调色,大火煮沸,转小火炖煮1小时,加入盐即可。

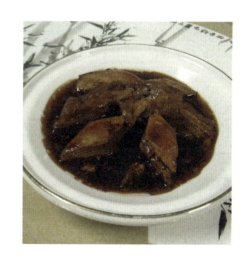

宜→ 适用于脾虚食积,胃脘饱胀、食欲减退、嗳腐吞酸、大便秽臭等症。

忌→ 鹅肉不宜与鸡蛋、梨、柿子同食。

# 胡萝卜炖羊肉 健胃行滞

**材料** 胡萝卜300克，羊肉180克，料酒、葱段、姜片、白糖、香油、盐适量。

**做法**

1. 将胡萝卜、羊肉洗净切块；羊肉余烫捞出。

2. 热锅倒油，将羊肉大火快炒至颜色转白，下胡萝卜及料酒、葱段、姜片、白糖翻炒。

3. 加适量开水，大火煮沸，转小火煮1小时后熄火，加入香油即可。

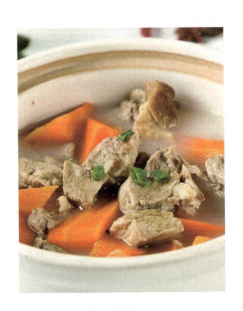

宜 → 适用于消化不良引起的脾虚食少、体虚乏力、食欲减退等。

忌 → 脾胃虚寒者不宜食用胡萝卜。

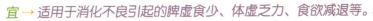

# 冰糖黑米粥 补益脾胃

**材料** 黑米200克，冰糖适量。

**做法**

将黑米洗净，放入锅内，加适量水，大火煮沸成粥即可。

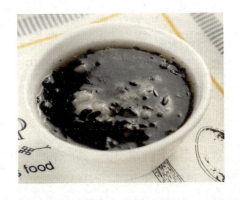

宜 → 适用于脾虚所导致的消化不良、食欲减退、腹痛、腹胀等症。

忌 → 高铜患者、火盛热燥者禁食黑米。

# 锅焦饼  养胃健脾

**材料** 锅焦 150 克，砂仁 6 克，山楂、莲子各 12 克，鸡内金 3 克，大米粉 250 克，白糖 100 克。

**做法**

1 将锅焦炒黄。

2. 把锅焦、山楂、砂仁、莲子、鸡内金共研为细粉。

3. 将药粉、白糖加入大米粉中拌匀，加水适量揉成面团。

4. 如常法做成小饼，烙熟即可食用。

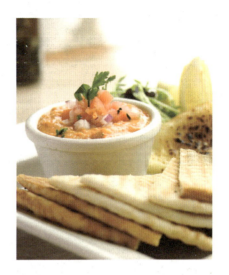

宜→ 适用于消化不良，尤其适宜小儿脾胃气虚、消化力弱、饮食不香、大便稀薄等症。

忌→ 糖尿病患者不宜食用锅焦。

# 山楂麦芽煎  健脾益胃

**材料** 山楂 15 克，麦芽 25 克。

**做法**

将山楂、麦芽洗净，加水适量，小火煎煮 1 小时即可。每日 1 剂，分 2 次服。

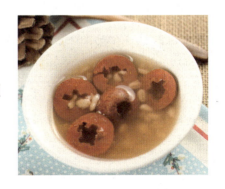

宜→ 适用于食欲减退、消化不良等症。

忌→ 山楂活血化瘀，女性月经期不宜食用。

# 便秘

 高膳食纤维　　 补充水分　　 不爱运动　　 烈酒浓茶咖啡

　　便秘是指粪便在大肠内停留时间过长，使粪便秘结、排便困难。中医认为，肠胃燥热、热病伤津、劳倦内伤、气血亏虚、阴寒凝滞、阳虚不运等皆能引起便秘。日常生活中应合理膳食，多食用可促进肠蠕动的粗纤维食物，如黑面包、燕麦片、菠菜、芹菜、萝卜、黄花菜、菌类、木耳、海带等。可适当运动，每日晨起可于户外散步或室内慢走20～30分钟。食疗以清热润肠、行气导滞、益气养血、温阳通便为原则，可酌情选用下列食疗方。

## 桃花泻下通便茶　泻下通便

**材料**　桃花（干品）3克。

**做法**

将干桃花放入茶杯中，加适量开水冲泡5分钟，代茶饮用。

宜 → 适用于水肿、腹水、便秘等症。

忌 → 孕妇及经期女性不宜饮用桃花。

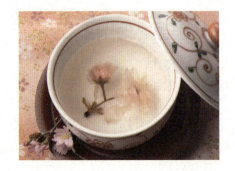

# 木耳海参炖猪肠 滋阴润肠

**材料** 木耳、海参各30克，猪大肠150克，生抽、盐适量。

**做法**

1. 将猪大肠翻开洗净，切段；木耳泡发洗净；海参处理干净。

2. 木耳、海参与猪大肠同下锅煲熟，加盐、生抽调味，服食饮汤。

宜→ 适用于老年血虚肠燥便秘、习惯性便秘等症。

忌→ 感冒、脾虚便溏、高血脂者不宜食用猪大肠。

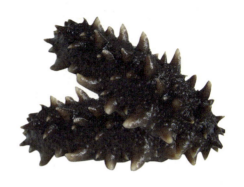

海参可养血润燥，可缓解阴虚引起的便秘、烦渴等症。

# 松子仁粥 润肠通便

**材料** 松子仁30克，粳米100克。

**做法**

将松子仁与粳米同入锅中，加水适量，煮成粥即可。

宜→ 适用于阴虚或津血不足便秘患者。
忌→ 便溏、咳嗽痰多、腹泻人群禁食松子。

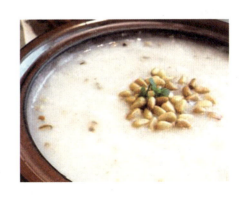

# 锁阳桑葚茶 润肠生津

**材料** 锁阳、桑葚各15克，蜂蜜10克。

**做法**

1.将锁阳、生姜洗净，捣碎。

2.将锁阳与桑葚一同放入杯中，用开水冲泡，静置15分钟后加入蜂蜜，即可饮用。每日1剂。

宜 → 适用于肾精亏虚，阳痿不育、腰膝无力及老年肾阴亏虚性的便秘。

忌 → 阴虚火旺、大便溏泄、热结便秘者不宜服用锁阳。

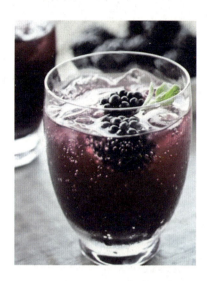

# 姜汁菠菜 通肠生津

**材料** 菠菜250克，生姜25克，食盐、生抽、麻油、醋、花椒油适量。

**做法**

将生姜洗净、捣汁。菠菜择洗干净、切段，入开水焯烫，过凉水沥干，加生姜汁及调料拌匀，佐餐食用。

宜 → 适用于肠燥便秘，大便干燥、排便不尽等症。

忌 → 菠菜不宜与豆腐、牛奶、黄瓜、猪肝、韭菜、鳝鱼等同食。

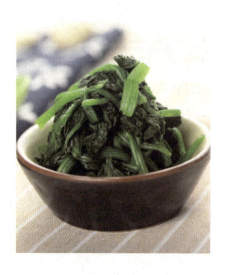

# 决明子蜂蜜饮　*补气养血*

**材料**　决明子 10 ~ 15 克、蜂蜜 20
毫升。

**做法**

1. 将决明子小火炒至略发黄、捣碎。

2. 将炒好的决明子加适量清水煎煮 10
分钟，调入蜂蜜饮用。

宜 → 适用于肠燥便秘，排便次数少、大
便干燥、排便不尽等症。

忌 → 糖尿病患者、脾虚泄泻者不宜食用
蜂蜜。

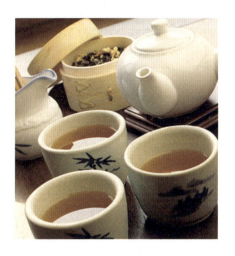

# 红薯粥　*宽肠润燥*

**材料**　红薯 200 克，小米 120 克，栗
子（去壳）适量。

**做法**

1. 将红薯洗净，切成小块。

2. 将小米煮粥至六成熟时，加入红薯
块、栗子，煮至粥熟。每日 2 次，连
服 5 ~ 7 日。

宜 → 适用于习惯性便秘，大便干燥、食
欲减退、厌食、恶心等症。

忌 → 胃溃疡、糖尿病患者忌食红薯。

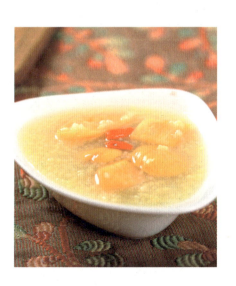

# 颈椎病

 多吃强筋
壮骨食物

 锻炼颈肩
部肌肉

 颈部受
冷风

 长时间
低头

颈椎病是指因颈椎退行性变而引起颈椎管或椎间孔变形、狭窄，刺激、压迫颈部脊髓、神经根，并引起相应临床症状的疾病，主要表现为颈肩痛，头晕头痛，上肢麻木，肌肉萎缩，严重时可影响人的下肢行动，多发于40岁以后。日常要注意纠正和改善睡眠及工作中的不良体位，端正坐姿，定时休息。游泳、打太极拳、八段锦等运动较适合颈椎病患者。饮食上可多吃筋类（如羊筋、牛筋等）、海参、枸杞、芝麻、黑木耳等。食疗方有以下几种供参考。

## 苦丁茶　舒筋止痛

**材料**　枸杞叶、苦丁茶叶各 500 克。

**做法**

1. 将枸杞叶、苦丁茶共研粗末，用滤泡袋分装，每袋 4 克。

2. 每日 2 次，每次 1 袋，以开水冲泡 10 分钟即成，温服。

宜→ 适用于风湿痹痛、颈部不适等病症。

忌→ 有虚寒体质、经期、产妇、慢性胃肠炎者禁服苦丁。

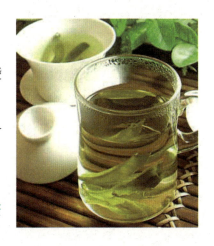

# 天麻炖鳙鱼头　祛风通络

**材料**　天麻 10 克，鳙鱼头 1 个，生姜 3 片，盐少许。

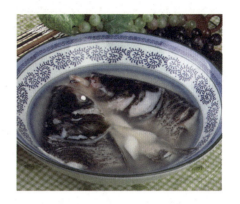

**做法**

1.将鳙鱼头处理干净。

2.将鳙鱼头与天麻、姜片一同放炖盅内，加清水适量，隔水炖熟，加盐调味。佐餐食用，隔日 1 次。

宜 → 适用于肝肾亏虚型颈椎病，见颈项疼痛活动不利及头痛、眩晕、耳鸣、视物模糊等症。

忌 → 天麻可减慢心率、降低血压，心动过缓及低血压者不宜大量长期服用。

---

# 葛根煲猪骨　舒筋活络

**材料**　葛根 30 克，猪脊骨 500 克。

**做法**

1.将葛根去皮切片；猪脊骨洗净，切段。

2.将葛根、猪脊骨加适量水煲汤。食肉饮汤。

宜 → 适用于颈项背僵痛，肩臂酸麻等颈椎综合征。

忌 → 肥胖、血脂较高、高血压者慎食猪脊骨。

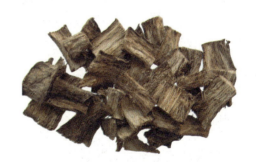

葛根能活跃局部微循环系统，是调理颈项强痛的良药。

# 参枣补血粥 补气养血

**材料** 人参 3 克，大枣 15 克，粳米 50 克，白糖适量。

**做法**

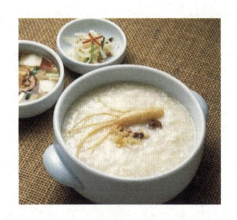

1. 将人参研末，粳米、大枣洗净。

2. 将诸食材一同放入砂锅中，加适量清水煮粥。

3. 粥将熟时调入人参粉、白糖即成。每日 1 剂，食粥吃枣。

宜 → 适用于气血亏虚型颈椎病，头晕、脸色无华、视物模糊、记忆力减退等症。

忌 → 服用人参后忌喝茶。

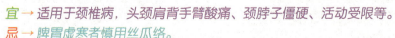

# 木瓜陈皮粥 除湿通络

**材料** 木瓜、川贝母（切碎）、陈皮、丝瓜络各 10 克，粳米 50 克，冰糖适量。

**做法**

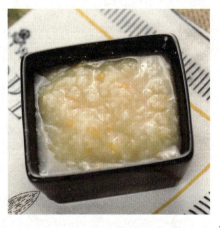

1. 将木瓜、陈皮、丝瓜络洗净，切小，水煎取汁。

2. 用药汁加适量水，将粳米、川贝母共煮成粥，调入冰糖即成。

宜 → 适用于颈椎病，头颈肩背手臂酸痛、颈脖子僵硬、活动受限等。

忌 → 脾胃虚寒者慎用丝瓜络。

# 五子羊肉壮骨汤 补益肝肾

**材料** 羊肉250克，枸杞子、桑葚、金樱子、菟丝子、莲子、大枣各10克，当归20克，甘蔗100克，砂仁、料酒、白糖、盐适量。

**做法**

1. 将羊肉洗净切小；菟丝子装纱布袋。
2. 烧热油下入羊肉，加当归、砂仁、料酒、白糖炒炙至变色。
3. 将羊肉转入砂锅，加水适量及其余药材，大火煮沸后转小火煮30～40分钟，取出药包拣去配料，加盐调味。

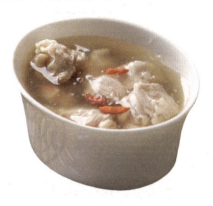

宜 → 适用于肝肾亏虚型颈椎病引起的肌肉痉挛、腰膝酸软、筋脉拘挛等症。

忌 → 羊肉不宜与茶同食。

# 桃仁红花川芎蜜饮 活血通络

**材料** 桃仁、川芎10克，红花6克，白蜜适量。

**做法**

将桃仁、红花、川芎加水适量，小火煎煮40分钟后取汁，待温后调入白蜜。

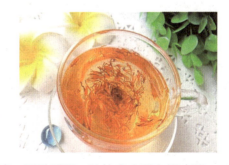

宜 → 适用于气滞血瘀型颈椎病，头晕、头痛、活动受限、肢体麻木无力等症状。

忌 → 红花活血力强，有出血倾向者不宜多用。

# 肩周炎

 补充钙质　　 少量饮酒　　 生冷肥腻食物　　 提拿重物

　　肩周炎是肩关节周围炎的简称，又名冻结肩、漏肩风、五十肩等，为肩关节周围软组织的无菌性炎症，主要表现为肩关节疼痛及关节僵直。中医认为肩周炎的发病与气血不足、外感风寒湿邪及闪挫劳伤有关，因肩周筋脉不畅，致使气血不通而痛，遂生骨痹。临床分为风寒型、瘀滞型、虚损型等类型。肩周炎容易反复发作，一定要注意日常养护。要适当锻炼。注意肩部保暖，天冷要及时增添衣物，特别是夏天也要注意不能着凉。治疗时宜益气养血，舒筋通络。常食一些补肝益肾、补中益气、补血活血的食物，有利防治此病。

## 桑寄生当归蛋茶　　活血化瘀

**材料**　桑寄生15克，全当归4.5克，鸡蛋1枚，红糖适量。

**做法**　将鸡蛋煮熟去壳，与桑寄生、当归共煮，调入红糖，吃蛋喝汤。

宜→ 适用于气血瘀滞型肩周炎。

忌→ 桑寄生有降血压作用，低血压者不宜饮用。

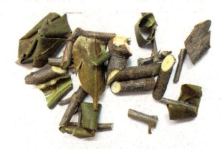

桑寄生能舒筋活络、止痹痛，对软组织劳损、肩周炎等症有效。

# 桑枝饮 通络利节

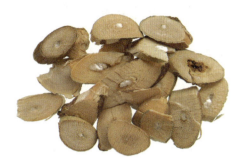

**材料** 桑枝 15 克。

**做法**

将桑枝洗净，放入杯中，用开水冲泡。代茶饮用，每日 1 剂。

宜 → 适用于风湿性肩周炎。
忌 → 孕妇及外感风寒者禁服桑枝。

桑枝祛风通络、善达四肢经络，对肩臂、关节酸痛麻木等症疗效颇佳。

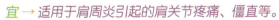

# 桃红四物鸡汤 化瘀止痛

**材料** 桃仁、当归、川芎、白芍、
生地各 15 克，红花 7.5 克，
大枣 10 枚，乌鸡 1 只。

**做法**

1.将诸药同放锅中，水煎取汁；乌鸡斩块、焯水。

2.砂锅中加药汁及适量水，放入鸡肉，大火煮沸，改小火慢炖，煮至鸡肉熟透，吃肉喝汤。

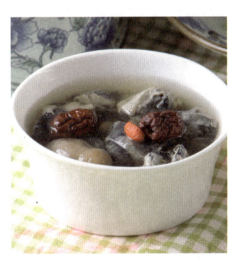

宜 → 适用于肩周炎引起的肩关节疼痛、僵直等。
忌 → 阳衰虚寒之证不宜服用白芍。

# 木瓜猪肉汤　祛风通络

**材料**　木瓜 150 克，猪肉 500 克，
黄酒、生姜、盐适量。

**做法**

1. 将木瓜洗净、切片，猪肉洗净切成
块，开水浸泡，去浮沫。

2. 将木瓜、猪肉置锅中，大火煮沸 5
分钟，加黄酒、生姜、盐，小火煮
30 分钟，分次食用。

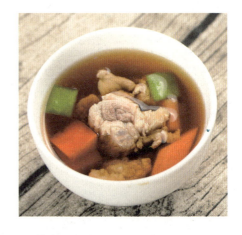

宜 → 适用于肩周炎，症见肩部疼痛麻木、手不能举等。
忌 → 胃寒、体虚者不宜食用木瓜。

# 金雀蒸猪蹄　活血通脉

**材料**　猪蹄 500 克，金雀根 50 克，
木瓜 10 克，干姜 9 克。

**做法**

1. 将金雀根、木瓜、干姜用温水浸泡，
猪蹄洗净切块。

2. 将诸食材同放入碗内，加适量清水，
炖煮至烂熟，加盐调味，食猪蹄饮汤。

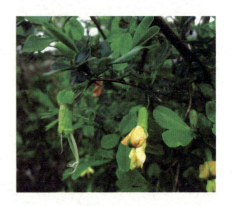

宜 → 适用于肩周炎，肩关节周围疼痛或
肿胀、肩关节活动受限等症。
忌 → 湿滞未尽者不宜服用金雀根。

金雀根能活血通络，对
血脉不通、经络不畅引起的
骨关节疾病有疗效。

# 桂圆粥 补益肝肾

**材料** 桂圆50克，粳米500克，白糖60克。

**做法**

1.将桂圆去壳洗净，红枣去核洗净，粳米洗净。

2.桂圆粳米同放锅中，加清水适量煮粥，大火煮沸5分钟，转小火煮30分钟即可。分次饮服。

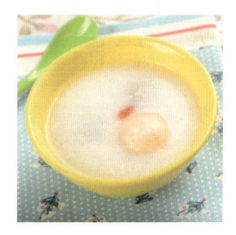

宜→ 适用于肩周炎，症见肩关节疼痛、伸展无力、活动不利等。

忌→ 阴虚内热、痰火、痛风患者不宜食用桂圆。

---

# 当归红花酒 消炎止痛

**材料** 红花、桂皮、桑枝、牛膝各20克，当归、赤芍50克，五加皮15克，白酒1000毫升。

**做法**

将诸药物洗净，浸泡在白酒中3～5日后饮用。每日早、晚各服1次，每次10～20毫升。

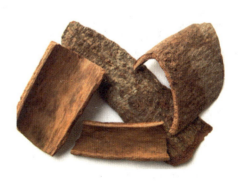

宜→ 适用于肩周炎，肩部疼痛、活动受限等症。

忌→ 当归有活血之效，孕妇禁用。

桂皮有温肾壮阳的作用，可缓解肾阳不足导致的肢体冷痛等症状。

# 腰肌劳损

 锻炼腰背肌肉力量　　 保持健康体重　　 剧烈运动　　 久坐久站

　　腰肌劳损是指腰骶部肌肉、筋膜等软组织慢性损伤，医学界也把它称为"功能性腰痛"或"腰背肌筋膜炎"等。病因多数是由于搬抬重物用力过猛，或姿势不当，弯腰或保持某种姿势时间太长，使腰肌筋膜充血、痉挛。急性发病时，疼痛剧烈，脊柱僵直，动作缓慢，甚至连咳嗽、大笑也会导致腰部剧痛，肢体活动大大受限。

　　腰肌劳损属于中医"痹症""腰痛"等范畴。腰肌劳损是肾虚加上风、寒、湿等邪毒影响病发。治疗应在散寒除湿、通络止痛、活血化瘀的同时兼补益脾肾。

## 千斤拔肉汤　强腰壮骨

**材料**　千斤拔、狗脊各50克，猪瘦肉80克，调料适量。

**做法**
将猪瘦肉洗净切小块，与千斤拔、狗脊加水煎至肉熟即成。随餐食用，吃肉喝汤。

宜 → 适用于腰肌劳损、阳痿等症。
忌 → 孕妇忌用千斤拔。

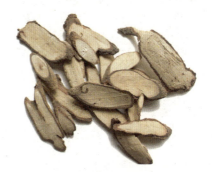

　　千斤拔可舒筋活血，强腰健骨，可缓解腰肌劳损引起的腰痛、腰酸等。

# 核桃炒韭菜　散瘀止痛

**材料**　核桃仁 30 克，韭菜 120 克，芝麻油、盐适量。

**做法**

将韭菜洗净、切段。锅中倒入适量芝麻油，下核桃仁炒黄，加韭菜翻炒至熟，加盐调味即可。

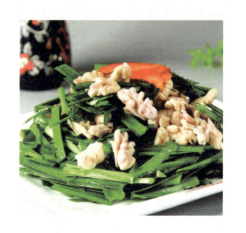

宜→ 适用于腰肌劳损引起的腰部酸痛、胀痛等。

忌→ 韭菜不宜与白酒、牛奶、牛肉同食。

# 猪肾黑豆汤　滋阴补虚

**材料**　猪肾 2 个，黑豆 100 克，陈皮、小茴香各 5 克，生姜 2 片，盐适量。

**做法**

1.将猪肾处理干净，切丁；黑豆淘洗干净，清水浸泡 1 小时。

2.锅中倒入适量水，下猪肾、黑豆、陈皮、小茴香、生姜煮至熟，加盐调味即可。

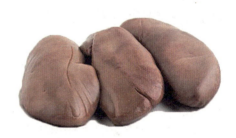

猪肾有补肾益阳的作用，对肾虚腰痛、遗精等症有疗效。

宜→ 适用于缓解腰肌劳损引起的不适症状。

忌→ 血脂偏高者忌食猪肾。

# 良姜猪脊骨粥 温经通络

**材料** 高良姜、杜仲各10克，生姜10片，薏苡仁30克，桑寄生20克，猪脊骨250克，粳米120克，大枣、盐适量。

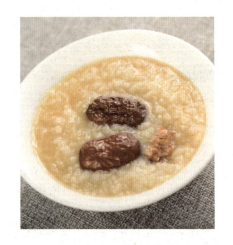

**做法**

1.将高良姜、薏苡仁、生姜、杜仲、桑寄生煎煮取汁；猪脊骨焯水。

2.将药汁加适量水煮沸，下猪脊骨、大枣、粳米煮粥至熟，加盐调味即可。

宜→ 适用于寒湿型腰肌劳损，见腰痛、喜暖畏寒、乏力、不能直立、活动欠佳等症。

忌→ 湿热痰滞内蕴者、外感病人忌食猪脊骨。

# 枸杞子叶羊肾粥 壮腰补肾

**材料** 鲜枸杞叶500克，羊肾2个，粳米100克，葱、姜、盐适量。

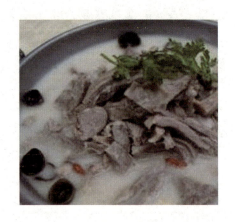

**做法**

1.枸杞叶洗净，切碎，水煎取汁；羊肾处理干净，切丁；粳米洗净。

2.锅中倒入枸杞叶汁，下粳米、羊肾、葱段、姜片，加适量水熬煮成粥，加盐调味即可。

宜→ 适用于腰肌劳损引起的腰背酸痛、活动受限等。

忌→ 枸杞叶不宜与乳制品同食。

# 羌活酒　祛湿止痉

材料　羌活 60 克，独活 30 克，五加皮 40 克，生地黄 150 克，黑豆 200 克，米酒 2 升。

**做法**

1. 羌活、独活、五加皮捣成粗粒；生地黄煎汤 200 毫升；黑豆炒熟。

2. 将各药入米酒中，黑豆趁热下，置于火上 2～3 沸，取下候冷，去渣。每日 2 次，每次温饮 30 毫升。

宜 → 适用于腰肌劳损腰痛强直、难以俯仰等症。

忌 → 阴虚血亏、气虚多汗者慎服羌活。

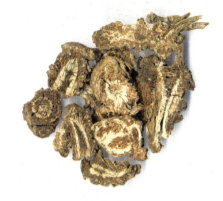

羌活能散表寒祛风湿，可缓解腰肌劳损引起的腰部酸痛、僵直等不适感。

# 杜仲煲猪肚　补肾强筋

材料　杜仲 50 克，猪肚 200 克，盐适量。

**做法**

1. 猪肚用盐和水搓洗干净、切块。

2. 将猪肚与杜仲加水炖汤，至猪肚烂熟加盐调味即成。饮汤吃猪肚。

宜 → 适用于慢性腰肌劳损酸胀、疼痛、活动受限等症状。

忌 → 阴虚火旺者慎服杜仲。

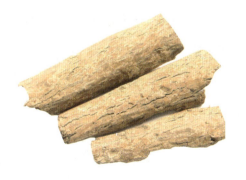

杜仲能补肝肾、强筋骨，对肾虚腰痛及各种腰痛有疗效。

# 骨质疏松症

 含钙丰富的食物　 低糖少盐饮食　 防止跌倒　 不睡软床

骨质疏松症是最常见的骨骼疾病，是一种以骨量降低、骨组织微结构损坏，导致骨脆性增加，易发生骨折为特征的全身性骨病。骨质疏松症可发生于任何年龄，多见于绝经后女性和老年男性。骨质疏松导致的骨折危害巨大，是老年患者致残和致死的主要原因之一。

中医认为，"肾主骨，生髓通于脑"，治疗骨质疏松也应补肾补脾，固精益气。应当重视饮食的调养，给予充足的钙和其他营养素以维持骨吸收和骨沉积的平衡。对症选用食疗方，有助于延缓和调理骨质疏松。

## 强筋健骨酒　祛湿止痉

**材料** 淫羊藿60克，续断、五加皮、骨碎补各30克，白酒1升。

**做法**

1.将淫羊藿、续断、五加皮、骨碎补切饮片或研粗粒。

2.装诸药装入白纱布袋、扎口，用白酒浸泡14日，过滤取液。每次15毫升，每日2次。

宜→适用于肝肾不足、骨质疏松、腰膝酸痛等症。

忌→淫羊藿不宜与热性食物如羊肉、牛肉等同食。

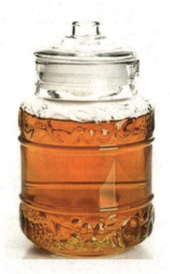

# 土豆烧牛肉　强身健骨

**材料**　牛肉250克，土豆100克，葱段、姜片、八角、老抽、冰糖、料酒、盐适量。

**做法**

1. 土豆去皮洗净，切滚刀块；牛肉洗净，切小块，焯水。

2. 锅内放冰糖，小火炒至融化冒泡，下牛肉翻炒至上色，放葱、姜、八角，少许老抽、料酒，翻炒均匀。

3. 加入适量清水，牛肉炖至七成熟，加土豆块，中小火炖至肉软烂，加盐调味。

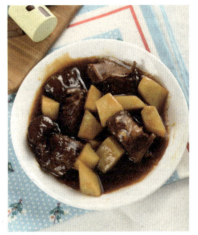

宜→ 适用于骨质疏松症，有助于骨骼健康。

忌→ 老人、幼儿及消化能力弱者不宜多食牛肉。

---

# 黄豆猪蹄汤　强健筋骨

**材料**　黄豆30克，猪蹄200克，葱段、姜片、盐适量。

**做法**

1. 猪蹄处理干净切块；黄豆洗净泡软。

2. 将猪蹄、黄豆同放砂锅中，加葱段、姜片及适量水炖煮，煮沸后去浮沫，煮至豆烂猪蹄熟，加盐调味即成。

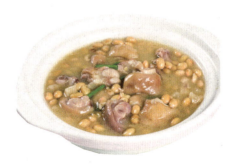

宜→ 适用于骨质疏松症。

忌→ 肾病、痛风、消化性溃疡患者忌食黄豆。

# 黑芝麻桑葚糊　健脾益肾

**材料**　黑芝麻、桑葚各60克，白糖
10克，粳米30克。

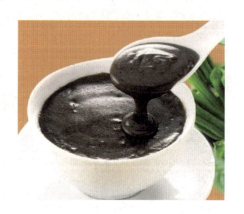

**做法**

1. 黑芝麻、桑葚、粳米洗净，捣烂。

2. 砂锅内放清水适量煮沸加白糖，待
糖溶化、水再沸后，徐徐加入米糊，
煮成糊状，即可服食。

宜 → 适用于各型骨质疏松症。
忌 → 慢性肠炎、便溏腹泻者不宜食用黑芝麻。

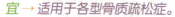

# 核桃补肾粥　健脾益气

**材料**　核桃仁30克，莲子、山药各
15克，巴戟天10克，锁阳6克，
黑豆15克，粳米30克。

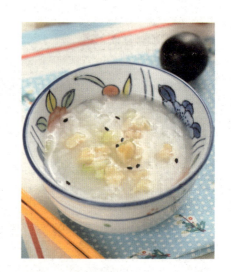

**做法**

1. 将黑豆泡软，莲子去心，巴戟天、
锁阳同装纱布袋。

2. 将黑豆、莲子、山药、核桃仁、粳米、
纱布袋一同入锅，加水适量，用小火
煮至软烂，捞出纱布袋，调味即可。

宜 → 适用于骨质疏松症，可改善腰背酸痛症状，减少骨折的发生。
忌 → 阴虚火旺者不宜服用巴戟天。

# 虾皮丝瓜汤 补益脾肾

**材料** 黄芪20克，虾皮50克，丝瓜半根，盐适量。

**做法**

1. 丝瓜洗净去皮、切片。

2. 虾皮洗净，沥干水分，备用。

3. 黄芪切片，水煎取汁，加入虾皮、丝瓜，加清水适量，煮沸调味。佐餐服食。

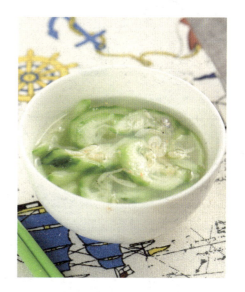

宜 → 适用于钙质不足引起的骨质疏松症。

忌 → 感冒发热者不宜服用黄芪。

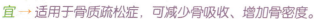

# 香菇烧豆腐 强壮骨骼

**材料** 香菇8朵，豆腐1块，葱花、蒜末、蚝油、淀粉、油、盐适量。

**做法**

1. 香菇去蒂洗净，切片；豆腐切小块。

2. 热油爆香葱花、蒜末，下入香菇，加生抽翻炒，加适量开水，倒入豆腐，加盐、蚝油、生抽调色，炖3~5分钟，加水淀粉勾芡。

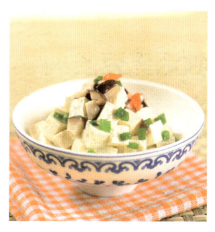

宜 → 适用于骨质疏松症，可减少骨吸收、增加骨密度。

忌 → 豆腐不宜与草酸高的食物、蜂蜜、红糖同食。

# 风湿性关节炎

 饮食高蛋白易消化　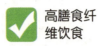 高膳食纤维饮食　 甜食　 高脂肪食物

　　风湿性关节炎是一种常见结缔组织炎症，多发生在膝、踝、肘、腕等大关节处。中医把风湿病归为痹病，属于"痹症""历节风"，有风痹、寒痹、湿痹及热痹（急性风湿热）四型。风痹型关节炎的特点是关节疼痛游走不定；湿痹型关节炎的特点是湿邪内侵影响关节，关节拘挛，屈伸不利，活动不便，肢体沉重；热痹型关节炎的特点是关节红肿灼热，疼痛拒按，伴有发热、出汗、口渴、尿短赤等热证；寒痹型关节炎喜热怕凉，局部拘挛，痛如锥刺，痛处不移。风湿热痹以清热利湿、温通经脉为主；风寒湿痹以祛风散寒逐湿、宣通经络为主。防治此病的食疗方有以下几种。

## 独活黑豆汤　通络止痛

**材料**　独活 12 克，黑豆 60 克，米酒适量。

**做法**

将黑豆泡软，与独活同入锅中，加水 2000 毫升，小火煎煮至 500 毫升，去渣取汁，兑入米酒，每日分 2 次温服。

宜→适用于风湿性关节炎、腰膝疼痛等症。

忌→阴虚血燥者慎服独活。

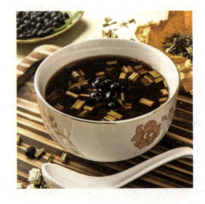

# 红焖牛筋 补肝强筋

**材料** 熟牛筋500克，萝卜250克，葱花、姜末、生抽、料酒、盐、红糖适量。

**做法**

1.熟牛筋切成小段，放入砂锅内，加料酒、盐、生油、红糖，加清水适量，以小火炖至牛筋熟烂。

2.萝卜洗净去皮、切条，倒入锅内，与牛筋同炖片刻即成。

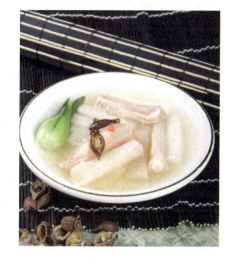

宜 → 适用于风湿性关节炎引起的关节疼痛、红肿等。

忌 → 消化系统不好者不宜食用牛筋。

# 雪莲花酒 祛风湿强筋骨

**材料** 雪莲花90克，白酒500毫升。

**做法**

将雪莲花泡入白酒中，密封盖严，每日摇动数次，7日后即可饮用。每晚睡前服15毫升，不可过量。

宜 → 适用于风湿性关节炎、肾虚阳痿等症。

忌 → 下焦湿热者不宜服用雪莲花。

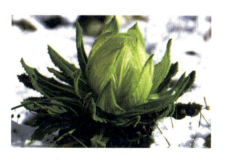

雪莲花能祛湿止痛，可用于关节炎引起的关节疼痛、麻木、四肢不温等。

# 木瓜煲羊肉　利湿通经

**材料**　木瓜100克，羊肉500克，苹果5克，豌豆300克，粳米50克，白糖、盐、胡椒粉适量。

**做法**

1. 木瓜洗净去皮，取汁；粳米、苹果、豌豆、干姜洗净；羊肉焯水，切小方块。

2. 羊肉与粳米、苹果、豌豆、干姜、木瓜汁、水同入锅中，煮沸后转小火炖至豌豆、羊肉熟烂，拣去配料，调味。喝汤吃肉。

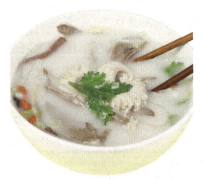

宜 → 适用于风湿寒痹型风湿性关节炎，见肢体关节酸痛、关节屈伸不利，遇寒及天气变化时加重等症。

忌 → 溃疡性结肠炎、胃寒者不宜食用苹果。

# 虎杖祛风利湿茶　祛风利湿

**材料**　虎杖15克。

**做法**

将虎杖洗净，放入杯中，加适量开水冲泡30分钟，代茶饮用。

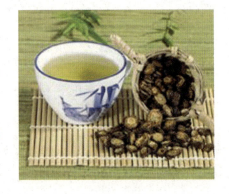

宜 → 适用于风寒湿邪侵入机体所致的风湿性关节炎，见关节红肿、疼痛等症。

忌 → 孕妇慎服虎杖。

# 鸡脚防己汤 利水消肿

**材料** 鸡脚8只，防己12克，黑豆100克，盐适量。

**做法**

1. 将鸡脚洗净，黑豆泡软。

2. 将鸡脚、黑豆一同放锅中，加水适量，小火炖煮1小时。

3. 取出鸡脚，放入防己，小火煮30分钟，调味饮用。

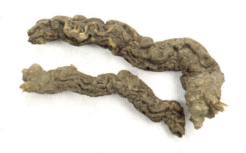

防己可祛风湿、止痛，对风湿痹证有很好的缓解作用。

宜 → 适用于风湿性关节炎疼痛、酸楚、麻木、活动障碍等症。

忌 → 脾虚便溏、消化不良者不宜食用阿胶。

---

# 豆腐丝瓜粥 祛风通络

**材料** 豆腐丁100克，丝瓜50克，粳米200克。

**做法**

丝瓜去皮洗净，切碎。粳米洗净，加适量水，大火煮沸，加豆腐丁、丝瓜，转小火将粥熬至黏稠。

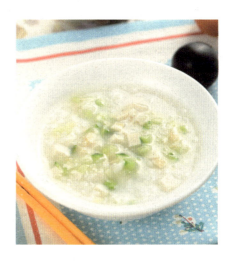

宜 → 适用于风湿热痹型风湿性关节炎，见关节红肿疼痛、发热等症。

忌 → 脾胃虚寒者不宜多食豆腐。

# 骨折

 多吃蛋奶瘦肉　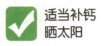 适当补钙晒太阳　 摔倒　 碳酸饮料

骨的完整性遭到破坏或连续性中断时，称为骨折。按外伤造成的后果，可将骨折分为闭合性骨折和开放性骨折；按骨折程度，可分为不完全骨折（仍有部分骨质相连）和完全骨折（骨质完全离断）。骨折发生后，应及时就医。骨折固定期应遵医嘱定期复查。骨折患者饮食要均衡搭配，多选择蛋类、奶类、瘦肉等含优质蛋白质的食物。多进食富含膳食纤维的饮食，以免活动较少导致肠蠕动减慢，发生便秘。

## 赤小豆红糖粥　活血排脓

**材料**　赤小豆 100 克，紫米 50 克，红糖适量。

**做法**

赤小豆、紫米洗净。先将赤小豆加水煮至半熟，加紫米同煮成粥，调入红糖即可。早、晚 2 次分服。

宜 → 适用于骨折初期软组织损伤、剧烈疼痛等症状。

忌 → 肾衰竭、肝硬化腹水、久病体虚机体功能低下者忌多食赤小豆。

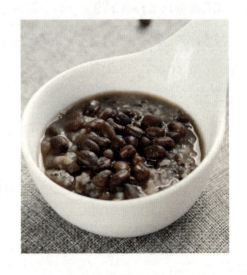

# 凉拌鱼腥草  利湿排脓

**材料**　鱼腥草100克，盐、生抽、醋、白糖适量。

**做法**

1. 将鱼腥草老根、须去掉，留下嫩白根及叶片洗净，开水略烫捞出。

2. 将处理好的鱼腥草放入拌菜盆中，加生抽、醋、拌匀，装盘。

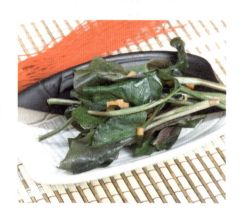

宜→ 适用于骨折愈合迟缓，伴感染肿者。

忌→ 虚寒性体质及疔疮肿疡属阴寒、无红肿热痛者不宜食用鱼腥草。

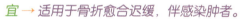

# 板栗焖母鸡  温中补虚

**材料**　板栗300克，母鸡1只，红枣、生抽、黄酒、白糖适量。

**做法**

1. 将板栗去壳，取肉。

2. 母鸡处理干净，斩小块，焯水，去除血沫，捞出备用。

3. 将鸡肉、板栗、红枣一同放锅中，加生抽、黄酒、白糖及适量温水，一同焖至鸡酥栗熟，即可食用。

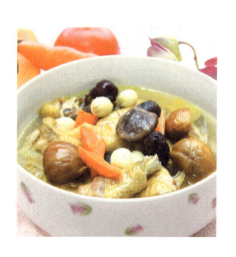

宜→ 适用于骨折愈合迟缓，伴脾胃两虚者。

忌→ 板栗不宜与牛羊肉、鲤鱼、甜杏仁同食。

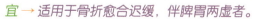

# 鳝鱼强筋健骨汤 强筋健骨

**材料** 鳝鱼250克，牛蹄筋、党参各15克，当归10克，料酒、葱段、姜片适量。

**做法**

1. 蹄筋温水泡发，去筋膜，切小段；党参、当归洗净切片，装纱布袋。

2. 鳝鱼处理干净，鱼肉切条，炸至金黄色。

3. 锅内加高汤，下食材及调料煮至鱼肉和蹄筋熟烂，去除药包，调料即成。

宜 → 适用于骨折恢复期，处于肿胀逐渐吸收、消退，疼痛减轻时。

忌 → 瘙痒性皮肤病者禁食鳝鱼。

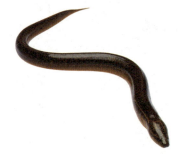

鳝鱼富含蛋白质、钙，可有效促进骨骼生长，对骨折患者有益。

# 三七鸡汤 化瘀止痛

**材料** 鸡肉300克，三七3克，黄酒、姜片适量。

**做法**

将鸡肉洗净，与三七、黄酒、姜片同放砂锅中，大火煮沸后转小火煮1小时至肉软烂，拣出药及调料，加盐调味。每日1剂，连服7～10日。

宜 → 适用于骨折、跌打损伤等症。

忌 → 孕妇、无瘀血者忌食三七。

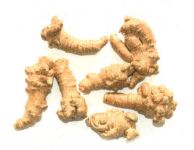

三七有化瘀止血的功效，可治疗瘀血肿痛、跌打损伤等症。

# 茴香桃仁粥 续筋接骨

**材料** 小茴香 10 克，桃仁 20 克，
粳米 50 克。

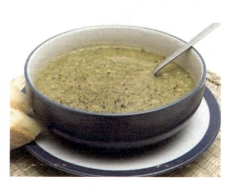

**做法**

1. 将小茴香、桃仁洗净，炒熟研末。
2. 粳米洗净，与药末同入锅中，如常法煮粥，趁热食用，连服 2 周。

宜 → 适用于骨折中期有骨折处肿胀、青紫者。
忌 → 阴虚火旺者忌服小茴香。

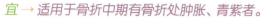

# 猪骨黄豆丹参汤 填精补髓

**材料：** 猪骨 1200 克，黄豆 250 克，丹
参 50 克，桂皮 9 克，料酒、盐
适量。

**做法：**

1. 猪骨洗净，捣碎；黄豆洗净，泡发；
丹参、桂皮装纱布袋。
2. 砂锅内加适量水，下猪骨、黄豆、料
酒、药袋，大火煮沸后转小火煮 1 小时，
拣出药袋，加盐调味。

宜 → 适用于骨折中期。
忌 → 月经过多及无瘀血者禁服丹参。

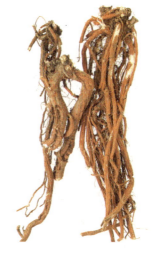

丹参可改善骨折部位血
液循环，对骨折愈合有益。

# 胆结石

 每餐七八分饱　　 控制体重　　 甜食饮料　　 高脂肪食物

　　胆结石是种种原因导致胆汁淤积或胆汁成分比例发生改变，结成颗粒状晶体，沉淀在胆囊及胆管而成。结石形成后，易引起炎症，表现为右上腹疼痛，可向右肩背部放射，伴恶心、呕吐、厌油腻等症状。胆结石常与慢性胆囊炎同时存在，以中年肥胖为甚，平时多无症状，有的患者表现为消化不良。发作时有胆绞痛，应及时到医院进行治疗。

　　胆结石缓解期可在家中进行食疗调治。应根据病情适当限制高钙食物、高草酸食物、高嘌呤食物等。多饮水，每日进水量需在2500毫升以上，分次于餐间与睡前饮用，且尿量应维持在2000毫升/日以上。

## 鸡骨草煲红枣　清利湿热

**材料**　鸡骨草60克，大枣10枚。

**做法**

将鸡骨草、大枣洗净，加清水3碗，煎至1碗，去渣取汁。饮汁，每日1剂。

宜→适用于胆结石、肝炎等症。

忌→凡虚寒体弱者慎用鸡骨草。

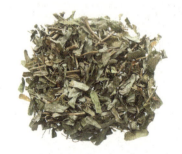

鸡骨草能清热利湿，对胆结石患者有益。

# 黄花菜炒肉丝  清热利湿

**材料**  黄花菜、瘦肉各50克，葱、姜、蒜末适量，油、盐、白糖、蚝油少许。

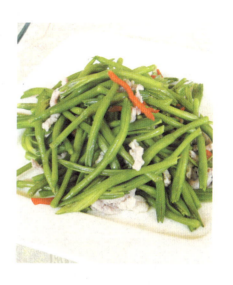

**做法**

1.将黄花菜洗净；瘦肉洗净，切丝，加蚝油、白糖稍腌入味。

2.热油滑入肉丝，炒至七成熟盛出；锅中加油烧热，爆香葱、姜、蒜末，下黄花菜，翻炒片刻，入肉丝炒匀，加盐调味即可。

宜 → 适用于热蕴夹湿，阻遏中焦而引起的胆结石、黄疸、小便不利等症。

忌 → 新鲜黄花菜中含有秋水仙碱，不可生食。

# 凉拌卷心菜  通经散结

**材料**  卷心菜300克，香油、盐、生抽、白糖、芝麻适量。

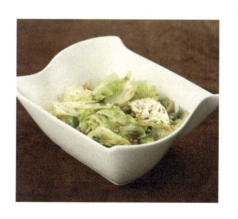

**做法**

1.卷心菜洗净，切小块，用开水焯烫，过凉水后沥干。

2.卷心菜放入大碗中，加生抽、盐、白糖、香油、芝麻拌匀即成。

宜 → 适用于胆结石、动脉硬化等症。

忌 → 脾胃虚寒、泄泻以及小儿脾弱者不宜多食卷心菜。

# 金钱草茶  利湿通淋

**材料** 金钱草 300 克，炒黄柏 150 克，
炒枳实 135 克，大黄 45 克。

**做法**

1. 将金钱草、炒黄柏、炒枳实、大黄
共研为末。

2. 每次取 45 克，放入杯中，倒入开水
冲泡 20 分钟，代茶饮用。

宜 → 适用于胆石症、胆囊炎，症见右上
腹部疼痛、厌油腻、大便干结难解等。

忌 → 胃及十二指肠溃疡患者不宜空腹服
用此茶。

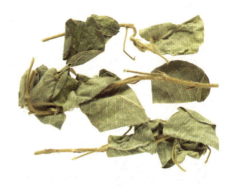

金钱草善通淋、排石，
对胆结石患者排石有很好
的辅助疗效。

---

# 玉米须煲蚌肉  清热利胆

**材料** 玉米须 50 克，生姜 15 克，蚌
肉 150 克。

**做法**

1. 蚌肉洗净切片，生姜洗净切片。

2. 玉米须、生姜、蚌肉一同放入砂锅，
加适量水，小火炖煮 1 小时，加调料
即成，饮汤吃肉。

宜 → 适用于胆囊炎、胆结石。

忌 → 低血压、低血糖等患者禁食玉米须。

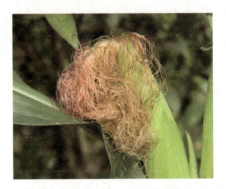

玉米须有利水通淋、排石
的功效，对胆结石有辅助疗效。

# 菠菜生姜粥  溶石排石

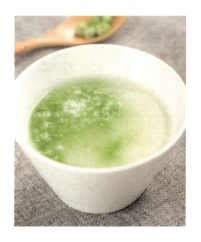

**材料**　菠菜100克，生姜9克，大米60克。

**做法**

1.将菠菜洗净，放入开水锅中焯1分钟，捞出过凉，控干水分，切碎；生姜洗净，切碎；大米洗净。

2.锅内加水适量，放姜末、大米煮粥，至八成熟，下入菠菜，煮至粥熟即成。每日2～3次，连服15～20日。

宜 → 适用于胆石症可减轻上腹部隐痛等症，有利于结石排出。

忌 → 菠菜中含有大量草酸，不宜与豆腐同食。

# 芦根粥  清热生津

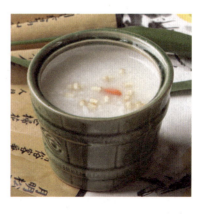

**材料**　芦根50克（鲜品100～150克），粳米50克，白糖适量。

**做法**

1.芦根切小段，加水煎煮。

2.粳米如常法煮粥，粥成时兑入芦根汁，调入白糖，再煮1～2沸即成。每日1剂，分2次温热服食。

宜 → 适用于胆结石腹部绞痛等症。

忌 → 邪盛痰壅的患者忌服芦根。

# 肾结石

 多吃蔬菜水果　　 多饮水　　 高草酸食物　　 高磷高钙饮食

　　肾结石是尿液中一些成分在肾脏中形成结石。肾结石多位于肾盂或肾盏，有时可排入输尿管和膀胱。肾结石最典型的症状就是腰部绞痛，通常发生在运动后或夜间，从一侧起，刀割似的向下腹部、大腿内侧辐射，同时可伴有恶心呕吐、面色苍白等症状。另外，肾结石通常还伴有血尿、肾积水、发热等症状。肾结石形成的原因很多，有遗传性因素、代谢性因素、饮食因素、药物因素等，发病机制十分复杂。

　　中医把肾结石归于"淋证"范畴，因常可从尿道中排出小结石，称为"石淋"。治疗有清热、利湿、通淋、排石等多种方法。日常可多食冬瓜、梨、白菜、白萝卜、野杏仁、核桃仁、西瓜、番茄、薏苡仁等。

## 鲜骨节草冬蜜　利尿排石

**材料** 鲜骨节草30克，冬蜜25克。

**做法**

将鲜骨节草洗净，以开水煎煮成汤，调入冬蜜。顿服。

宜→ 适用于肾结石小便不利等症状。

忌→ 阴虚火旺者忌服用骨节草。

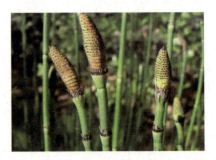

骨节草有利尿消肿的功效，能有效缓解水肿、小便不利、淋证等症状。

# 冬瓜瓤饮　利尿止渴

**材料**　干冬瓜瓤50克（除去瓜子）。

**做法**

1.将干冬瓜瓤研碎，放入养生壶中。

2.壶中加水1000毫升，大火煮沸，过滤，取汁。每次服用100毫升，早晚各1次。

宜→ 适用于肾结石引起的腹胀、小便不利等。

忌→ 冬瓜瓤不宜与红小豆同食。

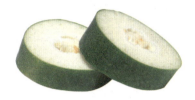

冬瓜瓤有利小便的功效，可改善肾结石患者小便不利等症状。

# 冰糖蒸核桃　通淋排石

**材料**　核桃仁、麻油、冰糖各500克。

**做法**

1.将核桃仁、麻油、冰糖同入搪瓷或陶瓷器皿中。

2.隔水蒸3～4小时，取出晾凉，装入干净容器中密封。每日服3次，饭前服用，服时加温，于7～10日内服完。

宜→ 适用于肾结石，症见尿中时夹石、小便艰涩、小腹拘急、尿中带血、腰部绞痛等。

忌→ 核桃仁不宜与浓茶同食。

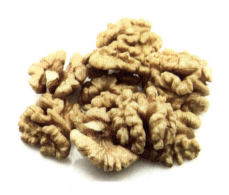

核桃仁可改善消化系统功能，减少肾结石、尿路结石的发生。

# 芒硝蒸猪腰　润燥软坚

**材料**　猪腰1个，芒硝6克（碾成末）。

**做法**

1. 将猪腰洗净，横向剖开，剔去白筋。

2. 将芒硝末填入其中，放入盘中，入蒸锅，隔水蒸熟。每日1剂，连服数剂。

宜 → 适用于肾结石引起的腰痛、尿频、尿急、尿不尽等。

忌 → 脾胃虚寒者及孕妇忌服芒硝。

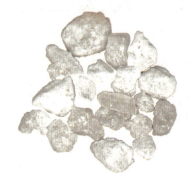

芒硝有润燥软坚的功效，可帮助结石排出。

# 猫须草汤　排石利水

**材料**　猫须草鲜品20克。

**做法**

将猫须草洗净切片，放锅中，加水煎煮取药汁。内服，每日3次。

宜 → 适用于肾结石病久石不去、小腹隐隐作痛等症。

忌 → 用药期间应避免食用辛辣食物。

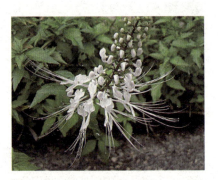

猫须草有消炎利尿的功效，肾结石患者食之可助结石变小、加快排石。

# 竹笋炒鸭肫　消积通淋

**材料**　鸭肫 100 克，竹笋 200 克，木耳、鸡内金各 30 克，绍酒、葱段、姜片适量。

**做法**

1. 将竹笋、鸭肫洗净切片；鸡内金研成细粉；木耳泡发，择净。

2. 油烧至六成热，下葱、姜炒香下鸭肫、竹笋、木耳，喷少许绍酒，加盐，炒熟后加鸡内金粉，炒匀即成。

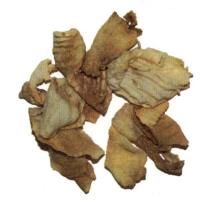

鸡内金有通淋化石的功效，肾结石患者可常食。

宜 → 适用于肾结石引起的尿频涩痛、淋沥不畅、小腹胀满、口燥咽干、舌红苔黄等。
忌 → 消化道溃疡者不宜食用竹笋。

# 西瓜瓤番茄汁　利尿消肿

**材料**　西瓜瓤 500 克，番茄 1 个。

**做法**

将番茄洗净，与西瓜瓤一同捣碎，加凉开水 2000 毫升，代茶饮用。

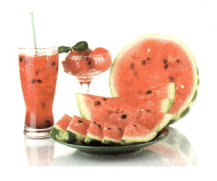

宜 → 适用于肾结石引起的尿频、尿急、小便不利等症状。
忌 → 糖尿病、虚冷体质禁食西瓜。

# 湿疹

 涂抹保湿润肤剂　　 穿着宽松舒适　　 易过敏食物　　 用力搔抓患处

　　湿疹是一种浅层真皮及表皮变态反应炎症性皮肤病，主要特点是多形损害，对称分布，自觉瘙痒，反复发作，易演变成慢性。一般分为急性、恶急性和慢性三类。发病原因常有内在刺激因素，如病毒感染、消化不良、食物过敏、肠寄生虫、服用某些药物等，或外来刺激因素，如生活环境中的日光、寒冷、炎热、干燥，食物中的鱼、虾等，吸入的花粉、尘螨等，各种动物皮毛、皮屑，以及化妆品、肥皂、合成纤维等各种化学物质，接触机体引起。

　　湿疹治疗的原则是清热健脾利湿，疏风止痒，健脾养血润燥。得了湿疹，对患病部位要加以保护，不要搔抓，忌用肥皂洗、热水烫。忌食辛辣刺激性食物、致敏性食物和高糖食物。避免精神过度紧张。

## 大枣扁豆汤　养血润肤

**材料** 大枣10枚，白扁豆30克，红糖适量。

**做法**

大枣、白扁豆洗净，加水适量煮至豆烂，调入红糖服食。每日1剂。

宜 → 适用于慢性湿疹反复不愈。

忌 → 扁豆不宜与蘑菇、蛤蜊同食。

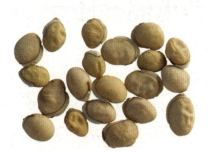

白扁豆有健脾化湿的功效，湿疹患者常食白扁豆有利于恢复。

# 绿豆海带粥  清热解毒

**材料**　绿豆、海带、粳米各50克，芸香10克，红糖适量。

**做法**

1.将海带泡发、洗净、切丝。

2.将海带与绿豆、芸香、粳米一同放入锅中，加适量清水大火煮沸，转小火煎至豆烂粥熟，加红糖调味。

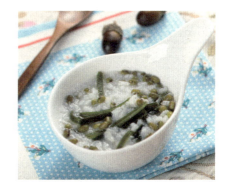

宜 → 适用于湿疹引起的皮肤瘙痒、皮损红肿等。

忌 → 海带中含有丰富的铁，不宜与酸涩水果同食。

---

# 萹蓄粥  杀虫止痒

**材料**　萹蓄50克（干者20克），粳米100克。

**做法**

萹蓄水煎取汁，与粳米煮粥即成。温热服食，每日2次。

宜 → 适用于恶急性湿疹瘙痒疼痛等症。

忌 → 萹蓄不宜与蛋黄、肉类、海味等高蛋白食物同食。

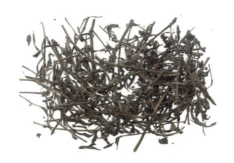

　　萹蓄有燥湿清热的功效，可缓解湿疹引起的瘙痒、红斑、脱屑等。

# 桂花山药　消炎解毒

**材料**　桂花、山药、冰糖各100克。

**做法**

1.山药洗净去皮，切片隔水蒸30分钟，取出晾凉。

2.桂花与冰糖加适量水，煮到略黏稠，浇到山药上即可。

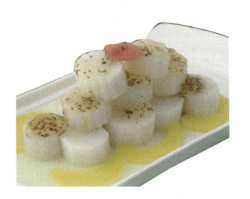

宜 → 适用于脾虚湿盛型湿疹。

忌 → 体质偏热、火热内盛者不宜食用桂花。

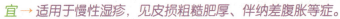

# 白术山楂粥　健脾化滞

**材料**　山楂、白术各15克，紫米100克，薏苡仁、红小豆、芸豆、冰糖适量。

**做法**

将山楂、白术水煎取汁，加适量水，与紫米、薏苡仁、红小豆、芸豆同煮为粥。随意服食。

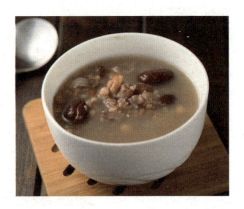

宜 → 适用于慢性湿疹，见皮损粗糙肥厚、伴纳差腹胀等症。

忌 → 阴虚燥渴、气滞胀闷者忌服白术。

# 车前叶饮　清热渗湿

**材料**　车前叶15克，冬瓜皮、薏苡仁各30克，冰糖适量。

**做法**

1.将车前叶、冬瓜皮、薏苡仁分别洗净，加水煎煮。

2.将煎好的药液取汁500毫升，调入冰糖。代茶饮服，每日1剂，连服7日。

宜→ 适用于湿盛引起的皮肤湿疹。

忌→ 冬瓜皮不宜与红小豆、醋同食。

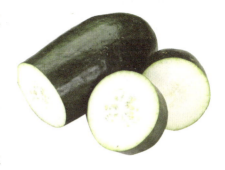

冬瓜皮清热利水，对改善湿疹皮肤红疹、水泡、瘙痒、渗出等有显著疗效。

---

# 荔枝壳汤　燥湿消肿

**材料**　荔枝壳6～9克。

**做法**

将荔枝壳洗净，加水适量，煎服。每日1剂。

宜→ 适用于湿疹，可缓解瘙痒感。

忌→ 荔枝壳和海鲜为寒性食物，大量同食可能引起胃肠不适。

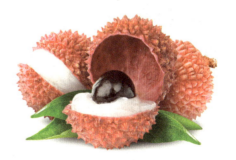

荔枝壳具有除湿止痢的作用，可以治疗痢疾、湿疹等症。

# 荨麻疹

 ✔ 吃富含维生素食物

 ✔ 勤晾晒被褥

 ✖ 易致敏食物

 ✖ 养猫狗等宠物

　　荨麻疹是一种常见的过敏性皮肤病，以时隐时现、大小不等的风团为特征。常见的病因有食物、药物、感染、动物及植物因素、物理及化学因素、内脏和全身疾病及情绪紧张等。一般多发生于过敏体质者。主要表现为皮肤突然出现风团，形状大小不一，颜色为红色或白色，迅速发生消退亦快，有剧烈的瘙痒。饮食上应忌食鱼、虾等易致敏的蛋白质食物及辛辣刺激食物，忌饮酒、浓茶、咖啡等，避免皮毛、化纤织物直接接触皮肤，避免搔抓止痒。本病相当于中医学"瘾疹"等范畴，治疗时宜疏风止痒。

## 艾叶酒　祛风散寒

**材料**　生艾叶10克，白酒100毫升。

**做法**

将艾叶洗净，与白酒共煎至药酒50毫升。顿服，每日1次，连服3日。

宜 → 适用于风寒型荨麻疹，症见风块色淡、受凉则发、舌苔淡白等。

忌 → 阴虚血热者不宜服用艾叶。

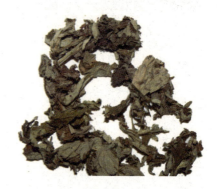

艾叶有祛湿止痒的功效，可缓解荨麻疹瘙痒。

# 牛蒡蝉蜕酒　散风除热

**材料**　牛蒡根 500 克，蝉蜕 30 克，
黄酒 1500 毫升。

**做法**

1. 牛蒡根切片，与蝉蜕共置黄酒中。

2. 将药酒浸泡 3～5 日后开封，滤渣
取汁即得。每日饭后饮酒 1～2 杯。

宜 → 适用于荨麻疹见风块、瘙痒等症。

忌 → 孕妇、过敏体质者慎用蝉蜕。

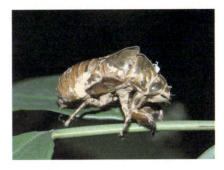

蝉蜕能透疹止痒，对
慢性荨麻疹有较好疗效。

# 荸荠清凉饮　凉血祛风

**材料**　荸荠 200 克，鲜薄荷叶 10 克，
白糖 10 克。

**做法**

1. 将荸荠洗净，去皮，切碎搅汁。

2. 鲜薄荷叶洗净，加白糖捣烂，放入
荸荠汁中，加水至 200 毫升，频饮。

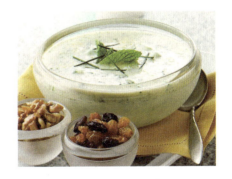

宜 → 适用于风热袭肺型荨麻疹，见风团鲜红、灼热剧痒，伴发热、恶寒、咽喉
肿痛等症。

忌 → 薄荷不宜与生冷、黏腻、辛辣食物同食。

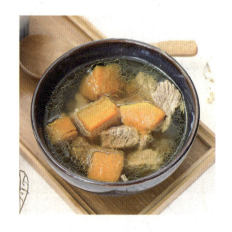

# 南瓜牛肉汤　固卫御风

**材料** 牛肉 300 克，南瓜 500 克。

**做法**

1.将南瓜清洗干净，去皮，切小块。

2.将牛肉洗净，放入开水中焯去血沫。

3.将牛肉放入锅中，加适量清水，炖至七成熟，捞出切片。

4.下入南瓜和牛肉一同炖至肉软烂，即可食用。

宜→ 适用于风寒束表型荨麻疹，见风团发白、遇寒加重得暖则轻等症状。

忌→ 南瓜不宜与芹菜同食，易腹胀、腹泻。

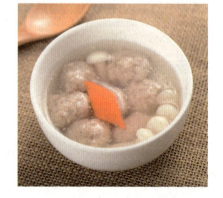

# 使君猪肉丸　祛风健脾

**材料** 使君子 9 克，瘦猪肉 100 克，山楂 18 克。

**做法**

1.将山楂洗净、煎汤；使君子去壳留肉。

2.将猪肉洗净，加入使君子剁成泥，制成肉丸，放入开水中煮熟，加入山楂汁。吃肉丸饮汤。

宜→ 适用于荨麻疹风团突现风团瘙痒等症。

忌→ 使君子不宜热茶同服，可引起呃逆、眩晕、呕吐等反应。

# 红枣山药汤  健脾利湿

**材料**  红枣10枚，山药250克。

**做法**

1. 将红枣去核洗净。

2. 山药去皮洗净切块。

3. 将红枣、山药一同放锅中，加入适量清水，共炖成汤即可。

宜 → 适用于荨麻疹，伴气血不足、面色不华、周身乏力、纳少便溏等症。

忌 → 湿热内盛者、小儿疳积、寄生虫病患者不宜食用红枣。

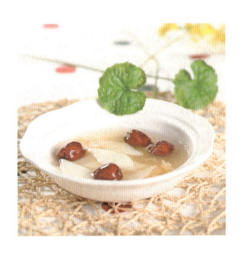

# 乌梅生姜粥  辛温解表

**材料**  乌梅30克，生姜20克，粳米100克。

**做法**

将乌梅水煎取汁。生姜洗净、切片，粳米洗净，共置锅内，加水煮粥，熟后兑入乌梅汁即成。每日1剂。

宜 → 适用于风寒束表型荨麻疹，见风团发白、遇寒加重得暖则轻等症。

忌 → 女性月经期间不建议食用乌梅。

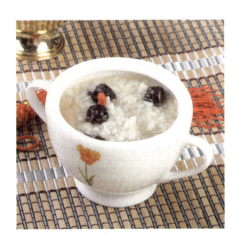

# 斑秃

 适量补铁质　 含维生素蛋白质食物　 过度熬夜　 辛辣及易过敏食物

斑秃俗称"鬼剃头"，头发在短时间内不明原因地大量脱落，形成边界整齐大小不等的脱发斑。本病可发生在儿童到成年的任何时期，多为一块硬币大小或更大的圆形的脱发斑，严重时会发展蔓延至整个头皮及身体其他部位，毛发全部脱落，一般没有其他身体不适，通常会给患者带来巨大的精神压力。中医认为此病与肝肾不足、血热生风、血瘀毛窍有关。可常食黑豆、牛奶、桑葚、山药、鲜藕、黑芝麻、蜂蜜、核桃仁、枸杞子、大枣、桂圆、生姜等。

## 菊花旱莲饮　清热凉血

材料　黄菊花10克，旱莲草5克。

做法

黄菊花、旱莲草洗净，同放锅中，煎汤代茶，频饮。

宜→适用于斑秃属血热生风型，伴有目眩眼花、口干口苦等症。

忌→旱莲草不宜与强心苷类药物、辛辣热性食物同食。

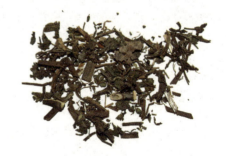

旱莲草可疏风活血，能改善头皮血液循环，减缓斑秃的症状。

# 槐花柏叶粥　生发乌发

**材料**　槐花60克，侧柏叶10克，粳米100克，冰糖30克。

**做法**

1.槐花、侧柏叶加水适量，煮30分钟，去渣取汁。

2.入粳米煮至米半熟，调入冰糖，粥熟即成。顿食，每日1剂，连服10～15日。

宜→ 适用于血分瘀热引起的斑秃。

忌→ 槐花不宜与蒜同食，会降低药效。

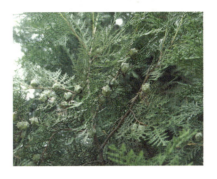

侧柏叶能凉血生发，用于治肝肾不足、精血亏虚之脱发斑秃、须发早白。

# 西洋参大枣菠菜粥　益气血生发

**材料**　西洋参10克，大枣6克，菠菜15克，粳米50克。

**做法**

将菠菜择洗净，切段。粳米洗净，加适量水，加西洋参、大枣与熬粥至七分熟，放入菠菜，继续熬至熟烂。温热服食。

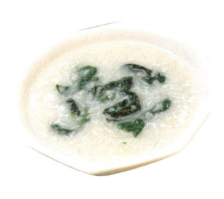

宜→ 适用于斑秃属气血不足伴心悸、神疲乏力、头晕眼花、嗜睡或失眠等症。

忌→ 糖尿病患者不宜多食大枣。

# 熟地枸杞沉香酒 补肝肾益精血

**材料** 熟地黄、枸杞子各 60 克，沉香
6 克，白酒 1 升。

**做法**

1.将熟地黄、枸杞子、沉香捣碎，置容
器中，加入白酒。

2.密封浸泡 10 日后，过滤去渣，取液
即成。每次服 10 毫升，每日 3 次。

宜→ 适用于肝肾精血不足所致的脱发、白
发、健忘甚至斑秃。

忌→ 熟地黄忌与萝卜、葱白、韭白、薤白
同食。

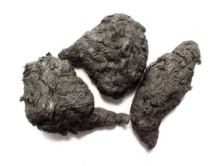

熟地黄可滋补肝肾，
对肝肾不足所致的斑秃有
辅助疗效。

# 鬼针苎麻汁 凉血生发

**材料** 鲜鬼针草 200 克，苎麻根 250
克，生姜 50 克，白糖 30 克。

**做法**

鲜鬼针草、苎麻根、生姜、洗净捣汁，
与白糖混匀即成。顿服，每日 1 剂，
连服 7 ~ 10 日。

宜→ 适用于血分热毒引起的斑秃。

忌→ 服用鬼针草期间忌食寒凉、生冷食
物、忌食辛辣油腻食物。

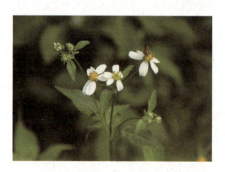

鬼针草能清热解毒，对血
热生风、血瘀毛窍引起的斑秃
有改善作用。

# 侧柏桑葚膏 祛风生发

**材料** 侧柏叶50克，桑葚200克，
蜂蜜50克。

**做法**

1. 将侧柏叶、桑葚洗净。

2. 锅中加适量水，煎煮侧柏叶20分
钟，去渣，加入桑葚，转小火煮30
分钟，加蜂蜜即成。

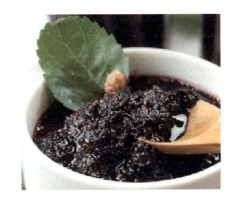

宜→ 适用于斑秃属血热生风型，伴有头晕目眩、口干等症。
忌→ 桑葚性寒，不宜和鸭蛋同食。

# 核桃黑芝麻酪 滋养精血

**材料** 核桃仁50克，黑芝麻（炒）
100克，蜂蜜适量。

**做法**

将核桃仁轧碎，芝麻加适量清水、
蜂蜜煮到略黏稠，倒入核桃仁拌匀
即可。

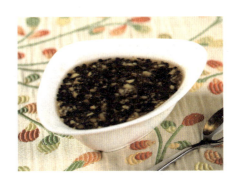

宜→ 适用于精血不足型斑秃，伴眩晕耳鸣、肢软无力等。
忌→ 蜂蜜含大量果糖，不宜空腹食用。

# 疖

 饮食清淡　 多喝水　 挤压搔抓　辛辣刺激性食物

疖是发生在皮肤浅表、形小而根浅的急性化脓性疾病。表现为以色红、灼热、疼痛、突起根浅肿，范围在3厘米左右，排脓即愈。中医认为，疖属疮疡类疾病的范畴，多因天气闷热，汗出不畅，热不外泄，暑湿热毒，蕴蒸肌肤，引起痱子，反复搔抓，破伤染毒而生。平时应注意护理。饮食宜清热、解毒，忌食辛辣、肥腻、甜食和发物。多饮水，保持大便通顺。平时注意个人卫生，出汗后应及时洗澡，选择柔软的衣物，防止摩擦患处。

## 野菊银花藤汤　清热解毒

**材料**　野菊花（全株）、金银花各30克。

**做法**

将野菊花、金银花洗净、切碎，加水煎2次，每次用水500毫升，煎半小时，两次混合，去渣取汁。分2～3次服。

宜→适用于多发性疖经久不愈。

忌→金银花性寒，孕妇及女性月经期间不宜服用。

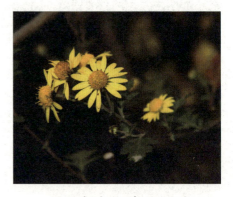

野菊花能清热解毒，可缓解疖肿疼痛症状。

# 绿豆芽炒猪肉　清肠解毒

**材料**　绿豆芽250克，猪肉100克，蒜末、生抽、油、盐适量。

**做法**

1. 豆芽洗净，猪肉洗净、切丝。

2. 热油下入肉丝翻炒至变色盛出。热油爆香蒜末，下豆芽略翻炒，倒入肉丝，加少许生抽一同翻炒至熟，加盐调味。

宜 → 适用于疖肿热毒。

忌 → 猪肉不宜与百合、田螺、茶同食。

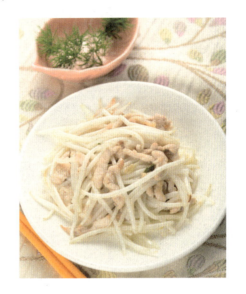

# 凉拌马齿苋　散疖消肿

**材料**　马齿苋500克，白糖、米醋、香油各适量。

**做法**

马齿苋洗净，切段，用开水焯烫，加入调料拌匀。佐餐食用。

宜 → 适用于疖引起的皮肤红肿疼痛，伴有发热、口干、便秘等。

忌 → 马齿苋寒滑，脾虚便溏或泄泻者不宜食用。

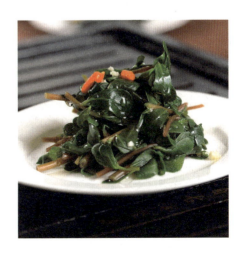

# 清蒸绿豆藕 *清热解毒*

**材料** 绿豆20克，鲜藕300克。

**做法**

1.绿豆用水泡发，清洗干净，备用。

2.藕洗净，去皮，在一端切开（切掉的部分备用不扔）。

3.将绿豆塞入藕孔内，上笼蒸熟，切片即成。佐餐食用或当点心吃。

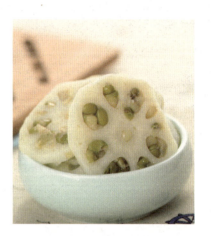

宜→ *适用于疮、疖肿痛等症。*

忌→ *藕不宜与大豆同食。*

# 地茅粟米粥 *补气养血*

**材料** 生地20克，茅根30克，粟米100克，白糖适量。

**做法**

1.将生地、茅根洗净、切碎，水煎2次，每次用水400毫升，煎半小时，两液混合，去渣留汁。

2.将粟米洗净放入药汁中，慢熬成粥，调入白糖，分2次空腹服。

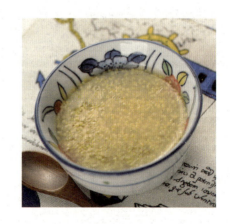

宜→ *适用于素体血热，常患疮疖，有咽喉疼痛、大便干燥、小便色黄灼热等症状。*

忌→ *体质偏寒、小便多而清者不宜食用茅根。*

# 黄褐斑

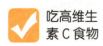 吃高维生素C食物 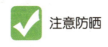 注意防晒 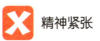 精神紧张  光敏性食物

黄褐斑俗称蝴蝶斑、肝斑、妊娠斑、黑斑，是一种主要局限于两颊和前额部位的黄褐色色素沉着斑。多发于中青年女性。

中医认为，黄褐斑多与人体情志不遂，气血失和，肝气郁结有关。治疗多从肝、脾、肾三脏以及血瘀入手结合饮食调理，常能收到较好的效果。饮食宜清淡、易消化、少油腻。多食用新鲜蔬菜和水果，尤其是富含维生素C的西红柿、草莓、柑橘、大枣、苹果等；富含维生素E的核桃仁、芝麻、花生仁、瘦猪肉、乳类、蛋类、小麦胚芽、玉米油等；含硒丰富的食物有洋葱、蘑菇等，这些食物能减少体内及皮肤产生褐色素和自由基，延缓皮肤衰老。

## 桑耳去斑方 祛风消瘀

**材料** 桑耳500克。

**做法**

桑耳焙干研末，装瓶备用。每次取药末3克，温开水冲服。每日3次，30日为1个疗程。

宜→ 适用于面部黄褐斑、老年斑等症。
忌→ 怀孕及哺乳期女性忌服桑耳。

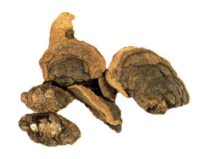

桑耳有凉血止血，活血散结之功效，可淡化黄褐斑、老年斑。

# 厚朴煨肘  疏肝解郁

**材料**　厚朴 15 克，川芎 6 克，香附、枳壳各 10 克，猪肘 700 克，绍酒、盐、生抽、白糖适量。

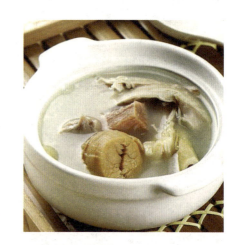

**做法**

1.前四味纳入纱布袋，与制净猪肘共入锅中，加清水适量，以大火煮沸，撇去浮沫。

2.改小火煨至八成熟，放入调料，煮至汁浓肘软，除去药包。适量服食。

宜 → 适用于气郁型黄褐斑，见急躁不安，胸闷不舒或情志抑郁，善叹息，月经不调、痛经等。

忌 → 气虚津亏者及孕妇慎用厚朴。

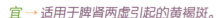

# 核桃仁牛乳饮  消斑润肤

**材料**　核桃仁、黑芝麻各 30 克，牛乳、豆浆各 200 毫升，白糖 15 克。

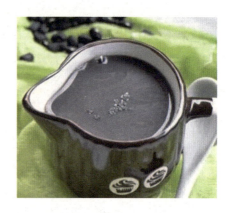

**做法**

核桃仁、黑芝麻用水浸泡磨成浆，与牛乳、豆浆混合，共置锅中煮沸，加入白糖调味。每日 1 剂，早、晚各饮服 1 次，15 日为 1 个疗程。

宜 → 适用于脾肾两虚引起的黄褐斑。

忌 → 乳糖不耐受、消化道疾病、牛奶过敏者不宜食用此方。

# 五白糕　健脾除湿

**材料**　莲子、白扁豆、山药、茯苓各50克，白菊花15克，面粉200克，白糖100克。

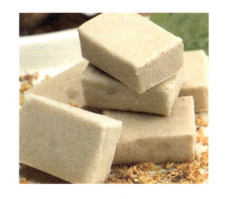

**做法**

将莲子、白扁豆、山药、茯苓、白菊花磨成细末，与面粉、白糖加水和匀。上笼大火蒸30分钟至熟，凉后切块。

宜 → 适用于脾虚湿盛型黄褐斑，见面色姜黄、斑色淡褐、乏力、神疲纳少等。

忌 → 脾虚便溏、消化不良者不宜食用白菊花。

---

# 地黄蒸鸭　滋阴补肾

**材料**　生地黄100克，怀山药200克，枸杞子30克，白鸭1只，葱、姜、料酒、胡椒粉、清汤、盐适量。

**做法**

1.将鸭子处理干净，用盐、料酒、胡椒粉涂抹鸭子内外，放葱、姜腌1小时。

2.生地黄装入纱布袋，垫在碗底。

3.山药去皮切小，与枸杞子拌匀放在袋上，注入清汤上笼蒸2小时，至肉熟烂，去除药袋即可。

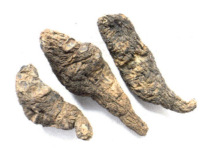

生地黄可养阴生津，与山药、枸杞子等共用，可改善阴虚火旺导致的黄褐斑。

宜 → 适用于肾阴虚型黄褐斑，见面有褐斑、腰膝酸软、形体消瘦、眩晕耳鸣、盗汗少眠、月经量少或闭经等症。

忌 → 湿疹患者不宜食鸭肉。

# 猕猴桃汁 抑制黑色素

**材料** 猕猴桃 2 个。

**做法**

1. 将猕猴桃洗净,去皮,切小块。

2. 将切好猕猴桃放入榨汁机中,加入凉开水 200 毫升,搅打成细滑状即可。

宜→ 适用于妇人面部黄褐斑,有效抑制黑色素形成,预防色素沉淀。

忌→ 猕猴桃不宜与黄瓜、螃蟹、动物肝脏、牛奶同食。

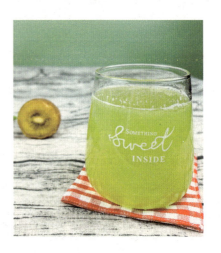

# 八宝除湿粥 健脾利湿

**材料** 薏苡仁、芡实、白扁豆各 10 克,莲子、赤小豆各 15 克,生山药 30 克,大枣 10 枚,粳米 100 克。

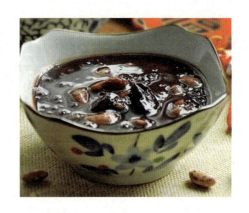

**做法**

将除粳米外的食材加清水适量,煎煮 40 分钟,再放入粳米,煮至粥成即可。早、晚各服 1 碗。

宜→ 适用于脾虚湿盛型黄褐斑,见口淡无味、肢体困重、食少、大便稀等。

忌→ 脾虚无湿、大便燥结及孕妇忌服薏苡仁。

# 青光眼

 多食粗纤维食物

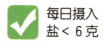 每日摄入盐 < 6克

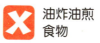 油炸油煎食物

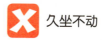 久坐不动

　　青光眼是眼科常见的一类致盲性眼病，主要是由于眼内房水流通或排泄不畅，造成眼内压升高，导致进行性视神经损害、视野缺损。发病较急，症见头目胀痛剧烈，眼胀，可伴有角膜周围的结膜充血，角膜浑浊，恶心呕吐，甚至失明。根据致盲原因不同，可分为原发性、继发性、先天性和外伤性。

　　原发性青光眼属中医"青风内障"范围，多为肝经风热，肝阳上亢，肝郁脾虚导致。青光眼患者应选用富含维生素、纤维素、有养心安神作用的食物。长期饮酒和吸烟易造成视神经病变，加重病情。辛辣刺激性食物会伤肝损眼。油腻食物也会使病情加重。

## 大黄枸杞子茶　*滋阴明目*

**材料**　生大黄5克，枸杞子10克，绿茶2克。

**做法**

生大黄、枸杞子洗净，晒干，生大黄切片，与枸杞子、绿茶同置杯中，用开水冲泡10分钟即成。

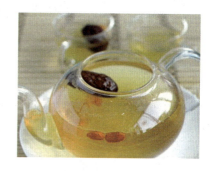

宜 → 适用于原发性青光眼。

忌 → 脾胃虚弱者、过敏体质者不宜服用大黄。

# 羊肝菊花谷精草汤　平肝明目

**材料**　羊肝 90 克，菊花、谷精草各 15 克。

**做法**

1. 羊肝洗净，切片备用。

2. 菊花、谷精草加清水适量，沸煎 15 分钟取汁。

3. 锅中加入羊肝片，煮至熟即成。每日 1 次，吃肉喝汤，连服 5～7 日。

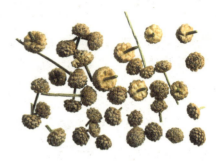

谷精草可明目退翳，用于治疗风热目赤、肿痛羞明、眼生翳膜等症。

宜→ 适用于风热火邪引起的青光眼。
忌→ 高胆固醇血症、肝病、高血压者禁食羊肝。

# 青葙子炖鸡肝　补肝明目

**材料**　青葙子 20 克，鸡肝 2 具。

**做法**

1. 青葙子洗净，晾干；鸡肝洗净，焯去血水，切小块，放蒸碗中。

2. 将青葙子匀撒在鸡肝上，加适量清水，大火隔水蒸 30 分钟，至鸡肝熟即成。每日 1 剂，早、晚各 1 次。

青葙子可清肝明目，对青光眼引起的泪涩难开、白翳遮睛等有疗效。

宜→ 适用于原发性青光眼。
忌→ 高胆固醇血症、肝病、高血压、冠心病患者不宜食用鸡肝。

# 夏枯草车前子茶  清肝明目

**材料**  夏枯草、车前子各10克。

**做法**

1.将夏枯草、车前子洗净、晾干。

2.将夏枯草切碎，与车前子同置杯中，倒入开水冲泡15分钟即成。

宜→ 适用于原发性青光眼，见眼痛、眶上神经痛等。

忌→ 夏枯草性寒，风湿病患者不宜服用。

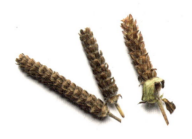

夏枯草能清除肝火、驱散郁结，可缓解青光眼目赤肿痛等症。

---

# 苓桂夏枯粳米粥  培土疏木

**材料**  云茯苓、生石决明各15克，桂枝、夏枯草各10克，粳米60克，红糖适量。

**做法**

1.将前四味共置锅中，加清水2500毫升，煎至1500毫升，去渣取汁。

2.药汁中加入粳米、红糖煮粥。作早、晚餐，每日1剂，连用7日。

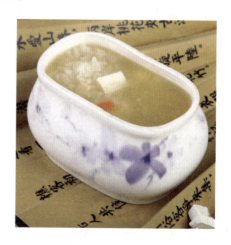

宜→ 适用于肝郁脾虚引起的青光眼。

忌→ 桂枝性温，凡外感热病、阴虚火旺、血热妄行等证均当忌用。

# 菊花蒸茄子 滋阴平肝

**材料** 菊花10克，紫茄子2个，盐、醋、麻油各适量。

**做法**

1. 将茄子洗净切块；菊花洗净，加适量水，煎煮至沸取汁。

2. 茄子与菊花汤汁同放碗中，隔水蒸熟，加麻油、盐、醋拌匀即成。

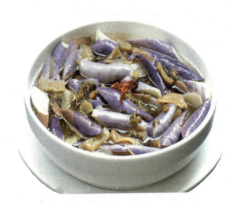

宜→ 适用于青光眼，可改善和保护视力。

忌→ 茄子不宜油炸食用，油炸茄子会损失大量维生素。

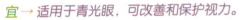

# 桑麻生地汤 清热明目

**材料** 桑叶、黑芝麻各13.5克，生地20克，生石决明40克，白糖适量。

**做法**

将诸食材加水适量，煎煮取汁，加白糖调味饮服。每日1剂。

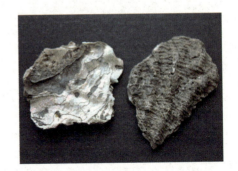

宜→ 适用于肝阳上亢型青光眼，头痛眩晕、视力低下等症。

忌→ 脾胃虚寒者慎服石决明。

石决明有清肝明目的功效，可用于治疗目赤翳障、视物昏花等症。

# 耳鸣、耳聋

 常吃新鲜蔬果　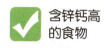 含锌钙高的食物　 暴饮暴食　 熬夜

　　许多人年过 40 岁以后，听力减退，出现耳鸣、耳聋的病症。耳鸣指人们在没有任何外界刺激条件下所产生的异常声音感觉。耳聋指听力减退或完全失去听力。中医认为，耳为肾之外窍，胆及三焦等的经脉会于耳中，所以耳鸣、耳聋多与肾、胆、三焦有关。日常生活中健康的饮食疗法对改善听力、延缓耳聋的发生、发展可起到重要的作用。

## 菊花马蹄枣糕　平抑肝阳

**材料**　菊花末 6 克，马蹄粉 25 克，藕粉 25 克，大枣、白糖适量。

**做法**

1.大枣洗净，去核，切碎。

2.菊花末、马蹄粉、藕粉用温开水调成糊状，加入白糖、大枣拌匀，分装模具中，上锅蒸熟，待凉切块即可。

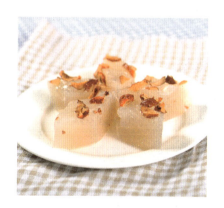

宜→ 适用于肝胆火气上逆导致的耳鸣。

忌→ 脾胃虚寒者、孕妇、消化力弱的儿童不宜食用马蹄。

# 芡实米粥　健脾益气

**材料**　芡实、麦麸各 20 克，粳米 50 克。

**做法**

1. 将芡实同麦麸炒至黄色。

2. 将芡实与粳米同入锅内，加水 500 毫升，用小火煎至微沸。

3. 转小火保持粥汤稠而上见粥油为度。每日早、晚空腹各服 1 次，温热食用。

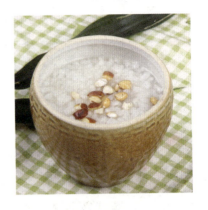

宜 → 适用于肝胃虚弱型耳鸣，见劳而更甚、倦怠乏力、纳少、食后腹胀等。
忌 → 食滞不化者慎食芡实。

# 山药杞子炖乳鸽　填精充耳

**材料**　山药、枸杞子各 20 克，乳鸽 1 只，加黄酒、葱、姜、食盐适量。

**做法**

1. 山药洗净、切片；枸杞子洗净；乳鸽处理好，洗净切块。

2. 将山药、枸杞子、乳鸽同置锅中，加黄酒、葱、姜、盐，隔水蒸 30 分钟，分次食用。

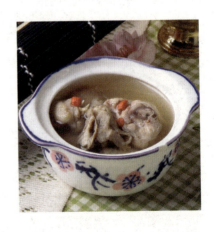

宜 → 适用于肾精亏虚型耳聋，伴耳鸣、久延难愈、头晕失眠等。
忌 → 感冒发热者不宜食用枸杞子。

# 核桃仁炒脆笋  固精强腰

**材料**  核桃仁 100 克，笋（去壳）50 克，
胡萝卜 50 克，葱花、盐适量。

**做法**

1. 笋洗净切小段；胡萝卜洗净，切片。

2. 热油爆香葱花，下胡萝卜片、笋翻炒
片刻，下核桃仁同炒至熟，加盐调味。

宜→ 适用于肾虚耳聋，以及阳痿、早泄、
腰痛膝软等症。

忌→ 胡萝卜属于寒性食物，人参为热性药
材，同食会降低人参的功效。

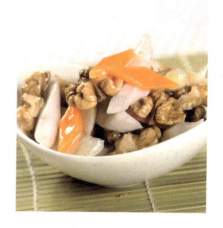

---

# 枣柿饼  养阴柔肝

**材料**  柿饼、大枣（去核）各 50 克，
山萸肉 15 克。

**做法**

将柿饼碎切，与山萸肉、大枣同置容器
内，捣泥做成小饼。适量食用。

宜→ 适用于肝阴不足，虚火上扰引起的耳
鸣、耳聋。

忌→ 素有湿热而致小便淋涩者不宜服用山
萸肉。

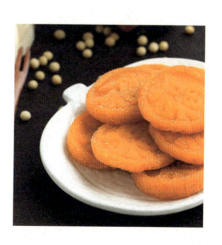

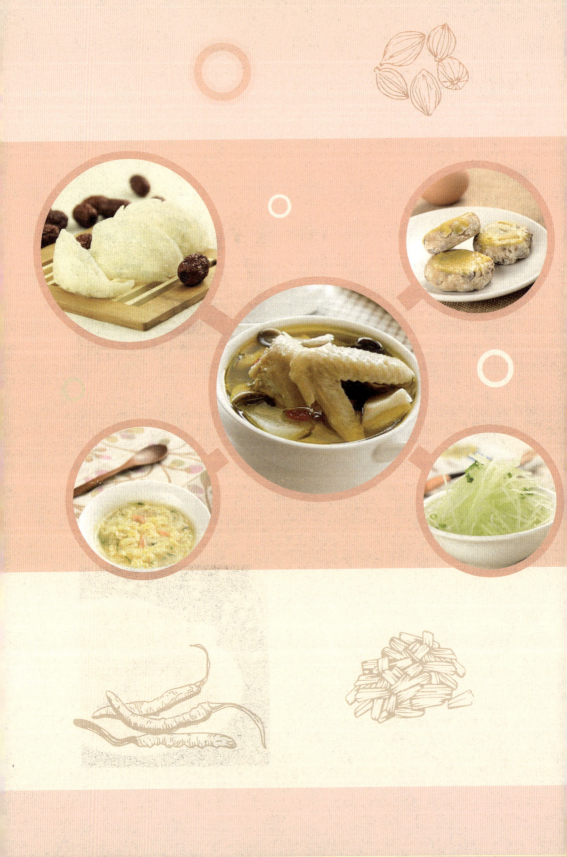

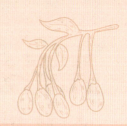

# 第四章

## 全家健康
## 食疗调理

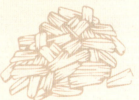
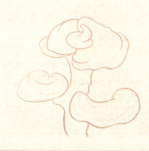
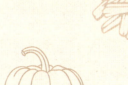

# 儿科疾病食疗方
# 小儿腹泻

 母乳喂养　 及时添加辅食　 夏季断奶　 进食量过多

　　小儿腹泻是由感染、饮食、气候等多种因素引起的一类消化道综合征，是以大便次数增多、粪质清稀或如水样为主症的消化道疾病。2岁以下婴幼儿多见，年龄愈小发病率愈高。夏秋季节多发，常伴呕吐、发热症状。

　　本病属中医"泄泻"范畴，多由感受外邪，内伤饮食，脾胃虚弱所致。外受风寒，餐具食物不洁，喂养冷热不调，乳食无度，过食肥腻或生冷瓜果，突然断奶等造成小儿胃肠功能紊乱引起泄泻。积极调养可以减少并发症，加快康复，避免导致小儿发育不良及其他后果。此病常用的食疗方有以下几种。

## 胡萝卜汁　促进消化

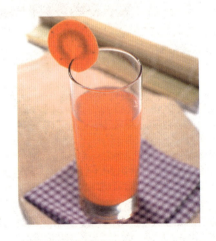

**材料**　胡萝卜250克，食盐3克。

**做法**

鲜胡萝卜洗净，连皮切小块，加水和食盐煮烂，去渣取汁，每日分2～3次服。

宜→ 适用于伤食泻腹胀、腹痛、食欲减退、口臭等症。

忌→ 脾胃虚寒者不宜食用胡萝卜汁。

# 鸡内金山楂饮  健胃消食

**材料** 生山楂、炒麦芽各 10 克，鸡
内金 6 克。

**做法**

1.将生山楂、炒麦芽洗净。

2.将生山楂、炒麦芽与鸡内金一同放
入砂锅中，加适量清水，煎服。每日
3 次，每次 30 ~ 50 毫升。

宜→ 适用于伤食型腹泻伴腹胀、腹痛、
食欲减退、口臭等症。

忌→ 孕妇、脾胃虚弱者、血脂过低者慎
食山楂。

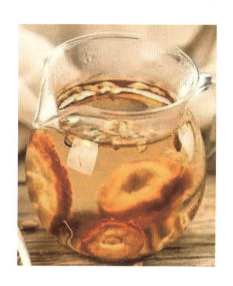

# 炮姜大米粥  开胃健脾

**材料** 炮姜（或干姜、生姜）5 克，
大米 30 克，盐或糖适量。

**做法**

将炮姜、大米洗净，共煮成稀粥，加
盐或加糖适量调味。分次服。

宜→ 适用于风寒型腹泻，见腹鸣、腹痛，
有时伴有发热、流鼻涕等症。

忌→ 阴虚体质者、内热较重者不宜食姜。

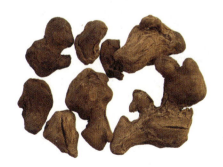

炮姜能温中止痛，对腹
痛、腹泻等症有疗效。

# 糯米怀山药粥　补脾肺肾

**材料**　炒糯米 30 克，怀山药 15 克，胡椒末、糖或盐适量。

**做法**
炒糯米、怀山药共煮粥，熟后加胡椒末少许，加糖或盐适量，分次温服。

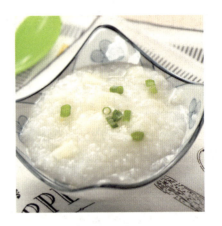

宜 → 适用于脾肾阳虚久泻不愈、面色萎黄、食欲减退等症。

忌 → 湿盛中满或有实邪、积滞者慎食山药。

# 栗子饼　益气健脾

**材料**　栗子 250，白糖 25 克，面粉适量。

**做法**
将栗子去皮，放入砂锅，加水适量煮成糊膏加白糖调味，加面粉搅匀，制成小饼煎熟，每日服 2 次。

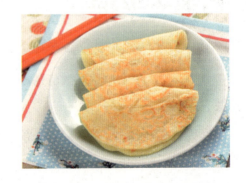

宜 → 适用于小儿久泻不愈、面色萎黄、食欲减退、大便稀薄有不消化食物等症。

忌 → 栗子不宜与富含淀粉的食物同食。

# 单纯性小儿肥胖

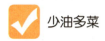 少油多菜　 增加运动量　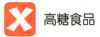 高糖食品　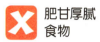 肥甘厚腻食物

　　小儿肥胖是小儿体内代谢失调造成脂肪蓄积过多，而致体重超过按身高计算的标准体重的20%的疾病。如果患儿体重达到肥胖水平，又不是因疾病或药物所致就称为单纯性肥胖。中医认为此病的发生与饮食不节、久坐少动的关系最为密切，即进食多消耗少，营养物质转化成脂肪存积于体内以致肥胖。最有效的防治措施为控制饮食和增加运动量。日常饮食要有规律，应定时定量。本病宜遵健脾益气、化痰除湿、消积导滞等为原则，常用的食疗方可参考以下几种。

## 减肥茶　祛湿消食

**材料**　山楂、泽泻、荷叶各10克，
白糖适量。

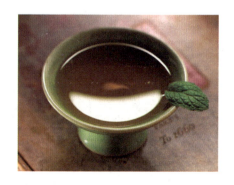

**做法**

将三味洗净置锅中，加清水500毫升，煎煮30分钟，去渣取汁。可加少许白糖调味。每日1剂，频频饮服。

宜 → 适用于小儿单纯性肥胖，伴动则气喘、四肢无力。

忌 → 泽泻不宜与紫菜、海带、蛋黄、菠菜、芹菜等含铁丰富的食品同用。

# 香菇萝卜汤　除油去腻

**材料** 香菇 4 只，白萝卜 30 克。

**做法**

1. 将香菇、白萝卜洗净，切丝。

2. 将香菇、白萝卜一同放入锅中，加入适量清水，小火慢煲，待熟时调味，佐餐食用。

宜→ 适用于小儿肥胖患者日常食用。

忌→ 白萝卜不宜与苹果、何首乌、黑木耳同食。

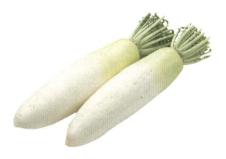

白萝卜可促进肠胃蠕动，常食有瘦身效果。

# 凉拌莴笋　消脂减肥

**材料** 鲜莴苣 250 克，盐适量。

**做法**

将莴笋去皮，洗净切丝，放入开水中焯过，过凉开水，沥干水分，加盐调味，即可食用。每日 1 剂，中餐时顿食（减少主食量）。

宜→ 适用于小儿单纯性肥胖。

忌→ 莴笋性寒，与蜂蜜、乳酪同食易导致消化不良。

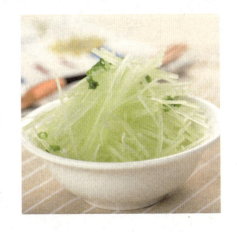

# 白茯苓粥  健脾益胃

**材料**　白茯苓15克，粳米50克。

**做法**

将粳米淘洗干净，与白茯苓一同置于砂锅内，加水500毫升，煮成稀粥，每日2次，分早晚温热服食。

宜 → 适用于肥胖、水肿、泄泻、小便不利等症。

忌 → 茯苓忌与酸性食物、葱同食。

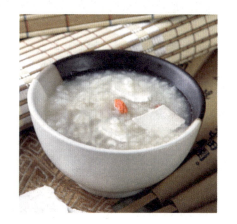

# 冬瓜海带汤  化痰消脂

**材料**　冬瓜10克，海带15克。

**做法**

将冬瓜去皮、洗净切片，将海带洗净切片，放入锅内煮至熟烂，代茶饮服，每日数次。

宜 → 适用于小儿单纯性肥胖。

忌 → 海带性寒，脾胃虚寒者忌食。

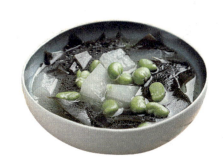

# 小儿营养不良

 含锌的动物性食物　 多吃肉蛋奶　 偏食挑食　 吃过多零食

　　小儿营养不良为儿科四大症之一，是一种慢性营养缺乏症，又称蛋白质、热量不足型营养不良症，多见于3岁以下婴幼儿。主要是因喂养不当、摄食不足、消化吸收不良等原因，小儿身体得不到足够的营养补充，迫使自身组织消耗，造成体重下降，皮下脂肪减少，出现渐进性消瘦。

　　中医学认为脾胃失调是导致本症的主要原因。小儿为"脾常不足"之体，饮食失调、喂养不当或其他因素（如慢性泄泻、病后失调）均可导致脾胃不和、运化失健而成本病。此病可选用以下几种食疗方。

## 香菇粥　健脾益气

**材料**　香菇5克，粳米50克。

**做法**

1.将香菇用冷水泡发，洗净，切碎；粳米洗净。

2.香菇、粳米同煮，用大火煮沸，转小火煮至粥熟即成。

宜 → 适用于小儿食欲减退，见形体消瘦、面黄发枯、精神萎靡或烦躁等。

忌 → 香菇不宜与河蟹、西红柿同食。

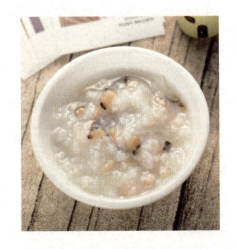

# 鸡肝粥  补肾和胃

**材料** 鸡肝1个，大米60克。

**做法**

1.将鸡肝洗净、切碎；粳米洗净。

2.将粳米淘洗干净，放入砂锅内，与鸡肝同煮，大火煮沸后转小火，煮至粥熟即可，分次食用。

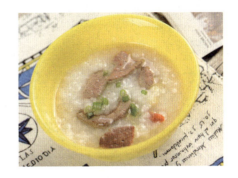

宜 → 此粥常食可治疗因摄食不足或者吸收不充分等原因导致的小儿营养不良。

忌 → 鸡肝禁与维生素C同食。

# 牛乳粥  补血润燥

**材料** 大米50克，牛乳、白糖适量。

**做法**

1.将大米洗净，加适量清水，用小火煮粥。

2.粥至半熟时，去米汤加牛乳、白糖同煮成粥。早晚餐热食，空腹更佳。

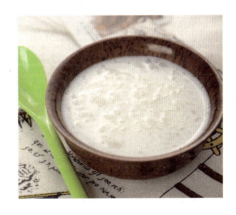

宜 → 适用于幼儿营养不良，症见发育缓慢、肢体羸瘦、气血不足、面色萎黄等。

忌 → 脾胃虚寒作泻者、中有冷痰积不宜食用牛乳。

# 虾皮蛋羹　补气益肾

**材料** 虾皮 20 克，鸡蛋 1 个。

**做法**

1. 虾皮去杂质，冲洗干净。

2. 鸡蛋磕入碗内，搅打散，放入虾皮搅拌均匀，置锅中蒸熟，佐餐食用即可。

宜 → 适用于小儿营养不良引起的体重不增加、生长发育迟缓、不长肉等。

忌 → 虾皮不宜与浓茶、黄豆、菠菜同食。

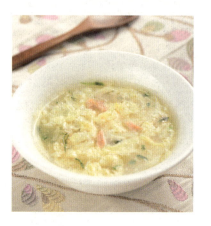

# 百合蒸鳗鱼　补虚养血

**材料** 鲜百合 100 克，鳗鱼肉 250 克，黄酒、精盐适量，葱末、姜末少许。

**做法**

1. 将鲜百合撕去内膜，用盐擦透洗净，切块装盘。

2. 鳗鱼洗净切小块，加黄酒、盐腌 10 分钟。

3. 将鳗鱼放于百合上，撒姜末、葱末上笼蒸熟，即成。

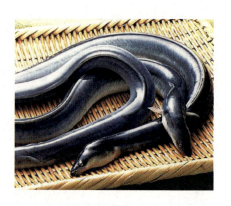

鳗鱼肉含有丰富的优质蛋白和氨基酸，是改善小儿营养不良的佳品。

宜 → 适用于因喂养不足导致的小儿营养不良。

忌 → 鳗鱼不宜与羊肝、白果同食。

# 小儿厌食症

 常吃蔬菜和粗粮

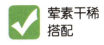 荤素干稀搭配

 过冷过烫食物

 坚硬油腻食物

厌食症是指小儿较长时间见食不贪，食欲减退，甚则拒食的一种病症。多发于学龄前儿童。体内缺锌、不良的饮食习惯、不正确的喂养方法及急、慢性疾病的影响等，均可导致厌食的发生。临床主要症状为食欲减退，不思饮食，腹胀，面色萎黄，精神不振，便溏或大便不成形，舌淡苔黄，脉软。

中医认为小儿脾胃娇嫩，胃肠消化功能不全，若受冷暖刺激、饥饱失调或贪吃生冷，就会损伤脾胃，引起小儿胃口不好，饮食不下。本症中医称之为"纳呆""恶食"。病久不愈可转为"疳积"。此病常用的食疗方有以下几种。

## 小儿消食粥　健脾消食

**材料**　山楂片10克，高粱50克，奶粉、白糖适量。

**做法**

1.将山楂片和高粱米一起置于锅中，小火炒焦，碾成粗粉。

2.将粗粉放入砂锅，加适量水，煮成粥。可加适量奶粉和白糖调味。

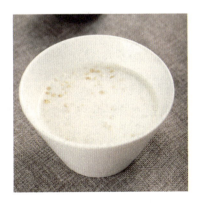

宜→ 适用于小儿厌食、小儿消化不良等症。
忌→ 便秘者、胃肠功能欠佳者不宜食用高粱。

# 五药饼  消食化积

**材料** 红枣（去核）250 克，生姜、鸡内金各 60 克，白术 30 克，桂皮 9 克，白糖、面粉适量。

**做法**

1. 将各药分别焙干碾成细末。

2. 将药末加入少量面粉、白糖拌匀，加适量温水，揉制成小面饼状，于铁锅中烘熟。

3. 空腹食每次 1 ~ 3 个，每日 2 ~ 3 次，连用 7 ~ 10 日为 1 个疗程。

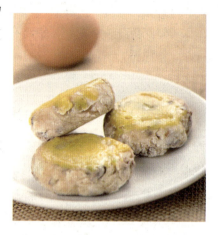

宜 → 适用于小儿厌食症，对饮食积滞、小儿疳积等症有效。

忌 → 鸡内金消食化积作用较强，脾虚无积滞者慎用。

# 炖苹果泥  益胃生津

**材料** 苹果 1 个。

**做法**

将苹果洗净，去皮，切成薄片，放碗内加盖，置锅中隔火炖熟，用汤匙捣成泥状，食之。

宜 → 适用于小儿厌食症，伴津少口渴、脾虚泄泻、食后腹胀等。

忌 → 苹果不宜多食，过量易致腹胀。

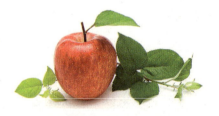

苹果具有开胃的功效，能增进食欲。

# 麦芽粥 健脾开胃

**材料** 麦芽 50 克，粳米 50 克。

**做法**

将麦芽与粳米分别洗净，一同放入砂锅，加入适量清水，大火煮沸，转小火煮至粥成，即可食用。

宜 → 适用于小儿厌食症乳食停滞者。

忌 → 无积滞者慎服麦芽。

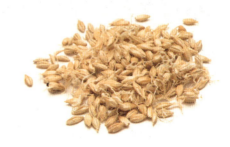

麦芽能消食健胃，主治米面薯芋食滞，对小儿厌食有效。

# 白术猪肚粥 健脾益气

**材料** 白术 30 克，生姜 2 克，猪肚 1 个，粳米 60 克。

**做法**

1. 将猪肚处理干净，同白术、生姜共煮。

2. 煮至肚熟时取汁，以汤入粳米煮粥。

3. 亦可将猪肚切丝，以麻油、酱油拌匀，佐餐药粥。

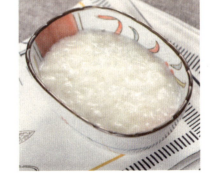

宜 → 适用于脾胃虚弱，消化不良，不思饮食，脘腹作胀，大便泄泻。

忌 → 白术不宜与桃、李、雀肉、芫荽、蒜、青鱼同食。

# 男科疾病食疗方
# 阳痿

 适量食用壮阳食物　 含锌食物　 辛辣刺激性食物　 油腻食物

　　阳痿是性功能障碍之一，指性生活时阴茎无法勃起，或勃起不坚，无法完成正常的性交活动。男性勃起是一个复杂的活动，涉及大脑、激素、肌肉、神经、情感等多重因素，阳痿病因复杂，会影响男性生育，给患者造成心理负担，伤害夫妻感情。

　　阳痿患者应该多吃营养丰富的食物。补肾食物如羊肉、核桃仁、牛鞭、羊肾等；含锌食物如牡蛎、牛肉、鸡肝、鸡蛋、花生米、猪肉、鸡肉等；含精氨酸食物如山药、银杏、冻豆腐、鳝鱼、海参、墨鱼、章鱼等，这些都有助于提高性功能。以下食疗方可取得较好的疗效。

## 手掌参酒　安神壮阳

**材料**　手掌参、党参各 15 克，黄精 30 克，白酒 500 毫升。

**做法**

上药切细，纳入白酒中，密封 30 日即成。每次适量取服药酒。

宜→ 适用于阳痿、失眠、神经衰弱等症。
忌→ 中寒泄泻，痰湿痞满气滞者禁服此酒。

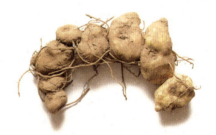

黄精具有滋肾填精的功效，对肾亏腰膝酸软、阳痿遗精、耳鸣目暗有效。

# 板栗煲鸡汤 益气补血

**材料** 鸡肉100克，生姜5克，枸杞子10克，板栗15～20粒，精盐少许。

**做法**

1.将鸡肉剁成寸块，焯水，放入汤锅。

2.依次放入枸杞子、板栗、生姜，倒入高汤适量，大火煮沸，转小火煲1小时。将盐调入汤中，即可食用。

宜→ 适用于阳痿，伴肾虚、小便频数、腰脚无力等症。

忌→ 邪毒未清者慎食鸡肉。

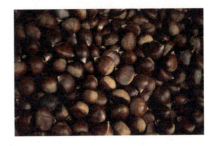

板栗可益气健脾、补肾强筋，对肾亏、小便频数、腰脚无力疗效好。

# 鲜淫羊藿汤 强筋健骨

**材料** 鲜淫羊藿200克。

**做法**

将鲜淫羊藿剪碎，加水煎取药汁。口服，每日3次。

宜→ 适用于阳痿肾阳虚衰、阳痿尿频、腰膝无力等症。

忌→ 淫羊藿辛甘温燥，伤阴助火，阴虚火旺及湿热痹痛者忌服。

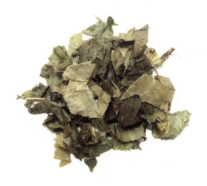

淫羊藿有补肾壮阳、强筋健骨的功效，对阳痿遗精、遗尿、尿频有疗效。

171

# 强壮鹿肉　补脾益气

**材料**　鹿肉50克，鸡汤、葱花、生姜、
　　　　盐、料酒适量。

**做法**

1.鹿肉洗净切块，下入油锅，炸成红色
捞出。

2.将葱、姜炸出香味，加适量盐，倒入
鸡汤、料酒。

3.将鹿肉放入汤内煮沸，转用小火煨
烂，勾芡装盘。每日1次佐餐食。

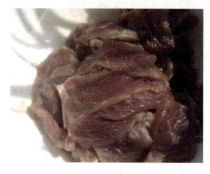

鹿肉能温肾壮阳、补
气血，对脾肾两虚所致的
阳痿、早泄有益。

宜→ 适用于虚损羸瘦，气血不足者，可改善肾虚所引起的阳痿症状。

忌→ 痰热咳喘、胃有实热、阴虚火旺及吐血、咳血者慎食鹿肉。

# 虾米粥　补肾壮阳

**材料**　干虾米（海虾更佳）30克，粳米
　　　　100克，盐适量。

**做法**

1.将粳米淘洗干净。

2.将虾米用温水浸泡半小时，备用。1.将
虾米用温水浸泡半小时，备用。

3.将虾米与粳米同放砂锅中，加水煮至米
熟汤稠，加盐调味。每日早晚分2次温服。

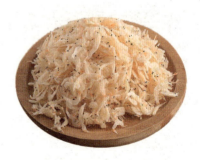

虾米有补肾壮阳、理
气开胃的功效，可改善肾
虚引起的阳痿。

宜→ 适用于肾精不足、肾阳虚衰引起的阳痿
阴茎举而不坚、腰膝酸软等症。

忌→ 虾不宜与洋葱、西瓜同食。

# 菟丝枸杞酒 温补肾阳

**材料** 菟丝子、枸杞子各 50 克，白酒 1000 毫升。

**做法**

1. 将菟丝子研碎。

2. 将菟丝子与枸杞子共浸于白酒中，加盖密封。

3. 将容器置阴凉处，不拘时摇荡，10 日后即成。每次饮服 25 毫升，每日 2 次。

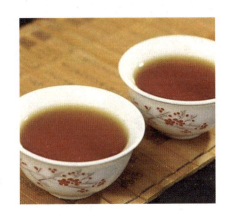

宜 → 适用于肾阳虚引起的阳痿、小便频数、头晕等症。

忌 → 阴虚火旺、大便秘结者不宜服用菟丝子。

# 蛤蚧定喘酒 补肺益肾

**材料** 蛤蚧 2 对，白酒 2500 毫升。

**做法**

蛤蚧去头、足、鳞，切小块，浸入白酒中，密封置阴凉处，不拘时摇荡，30 日后即成。每次饮服 15 ~ 20 毫升，每日 2 次。

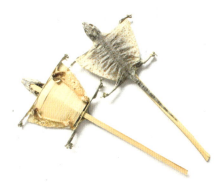

宜 → 适用于久病体虚引起的阳痿、慢性虚劳喘咳等症。

忌 → 风寒感冒、咳嗽气喘、大叶性肺炎者禁饮此酒。

蛤蚧能补肾壮阳、润肺平喘，对肾虚引起的阳痿诸症有效。

# 早泄

 吃温肾助阳食物　 含锌食物　 辛辣刺激食物　 寒凉油腻食物

　　早泄是男子常见的一种性功能障碍性疾病。中医认为此症是由于性欲过度，或因犯手淫，致损伤精气，命门大衰；或思虑忧郁，损伤心脾；或恐惧过度，损伤肾气所致。治疗除避免上述影响因素外，采用温肾壮阳的食疗法，可取得较好的疗效。平时要坚持体育锻炼，注意个人卫生，及时宣泄不良的情绪，避免长期压抑产生过大压力。

## 皂羹面　补肾益气

**材料** 面条100克，羊肾1对，盐、胡椒各适量。

**做法**

1.将羊肾剖开去臊腺，洗净，切成小块。

2.先煮面条，放入羊肾，煮熟，放盐、胡椒调味，即可食用。

宜 → 适用于早泄伴四肢怕冷、腰酸软、乏力等。

忌 → 湿热体质者不建议食用羊肾。

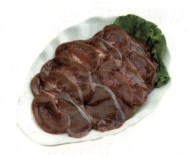

羊肾能补肾气、益精髓、壮元阳，可辅助调理早泄症状。

# 香椿鱼  补肾固精

**材料**  鲜香椿叶 250 克，面粉、油、
盐适量。

**做法**

1.鲜香椿叶洗净，切碎，调面糊，加食
盐适量。

2.锅中放油烧热，把糊料用勺慢慢放入
锅中，形似小鱼，炸至焦黄后食用。

宜 → 适用于肝经湿热引起的早泄遗精、胁
痛、口苦等。

忌 → 阴虚燥热者慎食香椿叶。

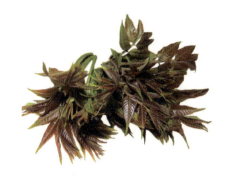

香椿有补虚壮阳固精
等功效，适合有阳痿症状
者食用。


# 苁蓉猪肚汤  健脾补肾

**材料**  猪肚 1 个，肉苁蓉 10 克。

**做法**

1.将猪肚洗净，肉苁蓉纳入猪肚内扎好
封口。

2.将猪肚放入砂锅中，加适量清水煮熟，
食肉饮汤。每日服 1 次。

宜 → 适用于肾气不固型早泄。

忌 → 肉苁蓉可促进排便，易腹泻者慎食。

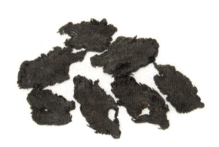

肉苁蓉有补肾助阳的功
效，对肾阳亏虚、精血不足、
阳痿早泄等症有改善作用。

# 黄精白鸽 滋肾益气

**材料** 白鸽1只，枸杞子24克，黄
精50克。

**做法**

1.将白鸽去毛及内脏，清洗干净。

2.将处理好的白鸽与枸杞子、黄精共
炖或蒸熟食。

宜→ 适用于肾气衰弱所致的性功能障
碍、早泄、阳事不举等。

忌→ 消化不良、食积胃热者禁食鸽肉。

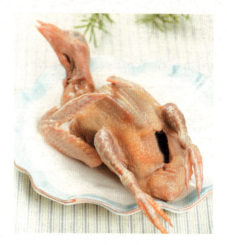

鸽肉有补益肾气、强壮性
机能的作用，可改善阳痿之腰
膝酸软等。

# 参茸炖鸡肉 温肾壮阳

**材料** 鸡肉100克，人参（高丽参）
10克，鹿茸片3克。

**做法**

1.鸡肉洗净去皮，切粒。人参切片。

2.鹿茸片、鸡肉粒放入炖盅，加开水
适量，炖盅加盖，小火隔水炖3小时，
调味食之。

宜→ 适用于元气虚弱引起的阳痿早泄、
腰膝冷痛、身体羸瘦等。

忌→ 实证、热证及湿热内盛正气不虚者
忌食人参。

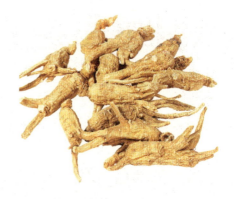

人参可大补元气，与鹿
茸炖汤可改善肾精不足引起
的阳痿症状。

# 兴阳酒　补肾壮阳

**材料**　鹿茸 25 克，山药 100 克，白酒 1500 毫升。

**做法**

1. 将容器用开水消毒后晾干。

2. 将鹿茸、山药一同浸入白酒中。

3. 密封浸泡 15 日即成。每次饮服 25 毫升，每日 2 次。

宜→ 适用于阳痿、遗精、早泄、性欲减退等症。

忌→ 阴虚阳亢的高血压、肝炎、肺热症患者慎用鹿茸。

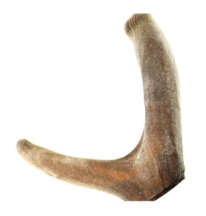

鹿茸能补肾阳、益精血、强筋骨，对于肾阳虚衰、精血不足证效果佳。

# 泥鳅炖豆腐　补益脾肾

**材料**　泥鳅 500 克，豆腐 250 克，盐适量。

**做法**

1. 泥鳅静养去泥，去鳃、内脏，洗净。

2. 锅中加适量水和盐，将泥鳅清炖五成熟，加入豆腐，炖至泥鳅熟烂。吃泥鳅和豆腐，饮汤。

宜→ 适用于早泄伴阴囊潮湿等症。

忌→ 阴虚火盛者忌食泥鳅。

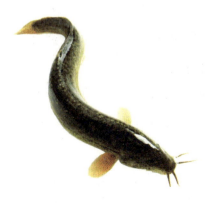

泥鳅能养肾生精，对治疗早泄有较好的辅助效果。

遗精

 饮食清淡　 补充蛋白质　 酒　❌ 肥甘厚味

遗精指非性生活状态下精液自然排出。梦交而遗者为梦遗；无梦而遗者为滑精。中医认为此症多因于虚火，责之心、肝、肾。心肝之火内动，阴虚相火妄动及湿热下迫等都可扰动精室，精液外流；肾虚精关不固，亦可使精液失摄而自遗。日常护理应避免熬夜或过度劳累，适量运动增强身体素质。入睡时不宜盖过厚的被子，不穿紧身裤，取侧卧位。要节制性生活。采用有补肾、固精、壮阳、安神作用的食物疗法，可取得事半功倍的效果。

## 虫草冰糖　补肾益精

**材料** 冬虫夏草、冰糖适量。

**做法**

将冬虫夏草洗净，放入炖盅，加适量冰糖，隔水炖至水沸，再炖 10 ~ 15 分钟即可。

宜 → 适用于肺痨咳血，阳痿遗精等症。

忌 → 有较重炎症、发热症状者不宜食用。

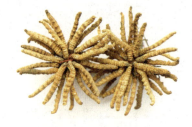

冬虫夏草有补肾益精、专补命门之功，对阳痿遗精有效。

简单食疗消百病

# 补骨脂桃仁酪　补肾固精

**材料**　核桃仁9克，补骨脂6克，牛奶适量。

**做法**

1.将核桃仁、补骨脂共捣成泥状，放入容器中。

2.向核桃仁、补骨脂泥中加入牛奶搅匀，每日1次。

宜 → 适合肾虚遗精、性欲减退等症。

忌 → 阴虚火旺、大便溏泄、吐血者禁食核桃仁。

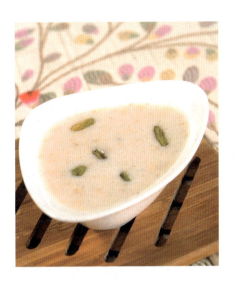

# 杜仲猪腰汤　补肾益气

**材料**　杜仲15克，猪腰1个，盐、黄酒适量。

**做法**

1.将猪腰剔除筋膜，切成腰花，用开水余烫，洗去浮沫。

2.杜仲加适量水，煎煮至沸，将猪腰放入汤中，烹入黄酒，煮熟，加盐调味，吃肉喝汤。

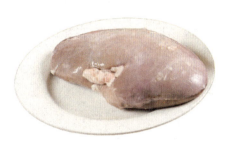

猪腰可补肾、强腰、益气，有固精壮阳之功效。

宜 → 适用于肾虚遗精、性欲减退等症状。

忌 → 高血脂和患有胆囊疾病者不建议食用猪腰。

# 怀山莲子蛋  固精安神

**材料** 鸡蛋1个，去芯莲子、芡实、怀山药各9克，冰糖适量。

**做法**

1.将莲子、芡实、怀山药加水同煎，取液。

2.用药汁煮鸡蛋至熟，调入冰糖。吃蛋喝汤，每日1次。

宜→ 适用于肾虚遗精、早泄、心悸失眠、烦躁、盗汗等症。

忌→ 年老体弱、寒性体质者禁食莲子。

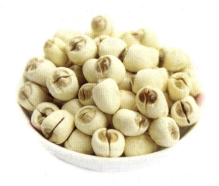

莲子可止遗涩精，对肾虚、固涩不力导致的遗精、早泄疗效佳。

# 韭菜子粳米粥  温肾助阳

**材料** 韭菜子10克，粳米50克，细盐少许。

**做法**

1.将韭菜子用小火炒熟。

2.韭菜子与粳米同入砂锅，加水500毫升，小火煮至米开粥稠，加盐调味。每日温热服2次。

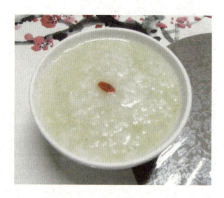

宜→ 适用于肾虚不固所致的滑精、遗尿、尿频等。

忌→ 韭菜子性温，不宜与寒性中药、鸭肉同食。

# 韭菜炒鸡蛋 温补肾阳

**材料** 韭菜60克，鸡蛋2个，虾皮、
葱花、油、盐适量。

**做法**

1.将韭菜洗净，切段。鸡蛋磕入碗内，
打散。

2.热油滑入鸡蛋，翻炒后盛出。

3.热油爆香葱花，下韭菜、鸡蛋、虾
皮略翻炒，加盐调味即成。

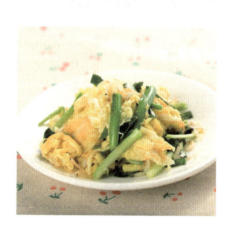

宜 → 适用于肾阳虚弱所致的遗精等症。
忌 → 阴虚内热及疮疡、目疾患者不建议服用韭菜。

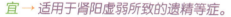

# 猪脊髓甲鱼汤 补髓固肾

**材料** 甲鱼1只（切块），猪脊髓200克，
生姜、葱、胡椒粉、盐适量。

**做法**

将甲鱼、猪脊髓处理干净，与生姜、葱
同加清水烧汤，熟后调味。吃肉喝汤。

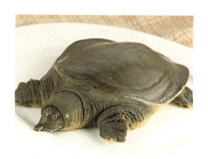

宜 → 适用于肾阴不足，见遗精或腰脊酸软、
下肢痿弱等症。
忌 → 甲鱼性寒不宜与寒性食物、富含果酸食
物同食。

甲鱼味道鲜美，常食
可改善肾虚引起的遗精、
失眠多梦、盗汗等。

# 前列腺肥大

 多吃含硒锌食物　　 增加饮水量　　 酒、咖啡　　 煎烤油炸食物

　　前列腺肥大也称前列腺增生症。男性50岁以后，多有前列腺肥大变化。以前列腺上皮和间质增生为特征，增生的前列腺可压迫前列腺部尿道或膀胱尿道口而致梗阻，引起尿频、夜尿多、排尿困难等症状。本病临床表现有虚实之分，实证宜清湿热，活血化瘀，利气机而通调水道。虚证宜补脾肾，助气化。日常调养要按时进餐，防止暴饮暴食。多吃一些润肠食品，如柑橘、香蕉和绿叶蔬菜。尽量避免食用辛辣、酸性食品。要适当多饮水，每日饮水量不小于1500毫升。常用的食疗方有以下几种，可供选用。

## 冬瓜薏仁绿豆汤　消水利肿

**材料**　冬瓜250克，薏苡仁、绿豆各50克，白糖适量。

**做法**

将冬瓜洗净、去皮、切块，薏苡仁、绿豆洗净，一同入锅煲汤，熟后调入白糖，分服。

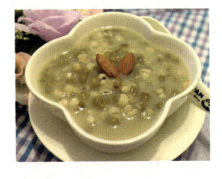

宜→适用于因前列腺增生引起的小便淋沥、排尿不畅等。
忌→脾胃虚寒者、体质偏寒者、痛风者不宜食用冬瓜。

# 芪杞炖乳鸽  *益气健脾*

**材料**　黄芪、枸杞子各 30 克，乳鸽 1 只，食盐适量。

**做法**

1.乳鸽处理干净，洗好备用。

2.将乳鸽放入容器中，加黄芪、枸杞子上笼蒸炖至肉烂，加食盐调味。吃肉喝汤。

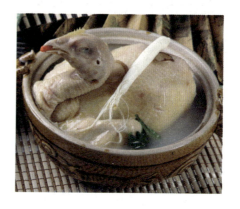

宜 → 适用于脾肾虚型前列腺肥大之尿频、排尿困难等症。

忌 → 黄芪忌与萝卜、海带、绿豆、葡萄、茶叶同食。

---

# 鸡骨草田螺汤  *清热祛湿*

**材料**　鸡骨草 50 克，田螺 500 克，盐适量。

**做法**

1.田螺用清水养 24 ~ 48 小时，勤换水，去除污泥后斩去尾部。

2.鸡骨草洗净，与田螺一起炖汤，加盐调味。

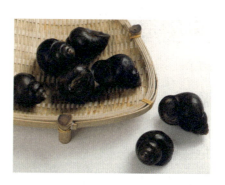

宜 → 适用于湿热、气滞、血瘀等引起的前列腺肥大，症见排尿困难、尿潴留等。

忌 → 田螺性寒，与西瓜、绿豆等同食易导致腹泻。

田螺能清热利水，对前列腺肥大引起的尿频、排尿困难有改善作用。

# 冬虫夏草鸭 补肾益肾

**材料** 冬虫夏草 15 克，雄鸭 1 只，姜、葱、盐少许。

**做法**

1. 雄鸭处理干净、切块，入开水焯烫去腥。

2. 将鸭肉与冬虫夏草、姜、葱一同入锅，加适量清水，小火慢炖煮至鸭肉烂，加盐调味，分餐食用。

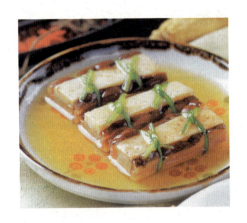

宜→ 适用于肾阳虚型前列腺肥大，症见尿急尿频等。

忌→ 脾胃阴虚、经常腹泻者不宜食鸭肉。

# 海蜇荸荠汤 祛瘀通淋

**材料** 海蜇 120 克，荸荠 10 个。

**做法**

将海蜇、荸荠洗净，切块，加水 1000 毫升煮成 400 毫升。喝汤，吃海蜇和荸荠，1 次服完。

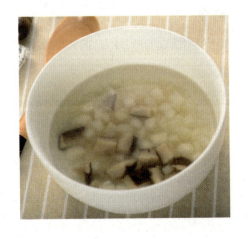

宜→ 适用于湿瘀阻滞型前列腺增生、小便淋涩等症。

忌→ 荸荠性寒，禁与芹菜、黄瓜、苦瓜等同食。

# 杏梨石韦饮　泻肺火利水道

**材料**　苦杏仁10克，石韦12克，车前草15克，大鸭梨1个，冰糖少许。

**做法**

1. 将苦杏仁去皮、捣碎。

2. 鸭梨洗净，去核、切块。

3. 将苦杏仁、鸭梨、石韦、车前草加水同煮，熟后加入冰糖调匀，代茶饮用。

宜→ 适用于湿瘀互阻型前列腺肥大，可缓解尿频、尿急、尿痛、尿不尽等。

忌→ 车前草甘寒滑利，阳气下陷、肾虚遗精及内无湿热者禁服。

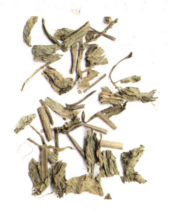

车前草能清热利尿解毒，可缓解前列腺肥大引起的排尿困难。

# 茅根赤豆粥　清热利尿

**材料**　鲜茅根、赤小豆、粳米各100克。

**做法**

1. 将鲜茅根洗净，加水煮半小时，去渣取汁。

2. 赤小豆、粳米洗净，加茅根汁、适量清水煮粥，豆烂粥成。分餐服食。

宜→ 适用于湿瘀血阻滞型前列腺增生，症见尿频、尿急、尿痛等。

忌→ 茅根性寒，脾胃虚寒及血分无热者忌服。

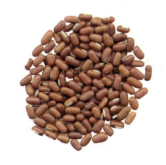

赤小豆能利水消肿，对前列腺肥大引起的小腹痛、尿闭等症状有缓解作用。

# 妇科疾病食疗方
# 月经不调

 常吃含铁食物　　 常吃肉鱼豆类　　 节食　　 生冷寒凉食物

　　月经不调也叫月经失调，是一种常见的妇科疾病，致病原因不同，疾病表现也不同，主要有月经过多、月经过少、经期延长等。月经期间要注意休息，避免受凉。经期血液易亏损，身体虚弱，应食用一些补气养血的食品，常吃补铁食物和能补充维生素 C 的新鲜蔬果。过食肥甘厚味、生冷寒凉会容易导致经血运行不畅，引起月经后期痛经、闭经、慢性疲劳综合征等。下面介绍几款食疗方供辅助调理选用。

## 丹参饼　　活血祛瘀

**材料** 面粉 300 克，丹参 20 克，鸡蛋 2 个，盐 4 克，油适量。

**做法**

1.将丹参研成细粉，与面粉混匀，加盐、鸡蛋、清水搅拌成糊。

2.平底锅刷油，倒入适量面糊，烙成小饼。随意服食。

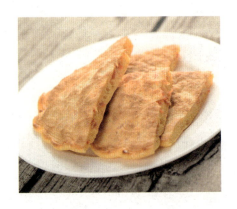

宜→ 适用于月经不调、经闭、宫外孕等症。

忌→ 丹参对胃肠有刺激作用，有肠胃疾病患者不建议服用。

# 黑木耳红枣茶  养血止血

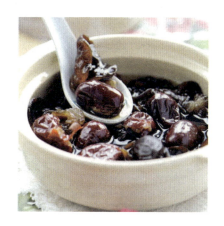

**材料**  黑木耳 30 克，红枣 20 枚。

**做法**

1. 将黑木耳、红枣洗净，放入砂锅中。

2. 加适量清水，中火煮沸，转小火煮至黑木耳熟软。温服，每日 1 次。

宜 → 适用于月经不调，症见出血过多、气虚等。

忌 → 大便不实者忌食黑木耳。

# 乌鸡补血汤  补益肝肾

**材料**  乌鸡 1 只，当归、熟地黄、白芍、知母各 10 克。

**做法**

将乌鸡处理干净，各味药纳入鸡腹缝好，入锅加水煮熟，去药即成。食肉饮汤，随意服食。

宜 → 适用于气血不足引起的月经不调。

忌 → 脾胃虚弱、气滞痰多、腹满便溏者忌服熟地黄。

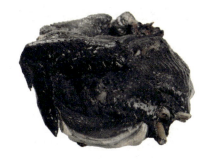

乌鸡能调经止痛，对于月经不调、痛经闭经等妇科疾病有疗效。

## 月季花粥　活血调经

**材料**　月季花5朵，桂圆肉50克，糯米、蜂蜜各100克。

**做法**

1.将糯米用凉水浸泡30分钟捞起；桂圆肉切粒；月季花洗净切碎；

2.糯米、桂圆肉开水下锅煮粥，将熟时调入蜂蜜、月季花，再煮1~2沸。温热服食，3～5日为1个疗程。

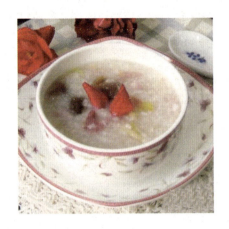

宜 → 适用于月经不调、痛经、赤白带下、跌打损伤等症。

忌 → 月季花多服、久服可引起腹痛及便溏腹泻。

## 当归红糖煮鸡蛋　补血调经

**材料**　当归9克，鸡蛋2枚，红糖50克。

**做法**

将当归煎30分钟取汁，打入鸡蛋煮至熟，调入红糖。食蛋饮汤，每次经净后服食1次。

宜 → 适用于血虚引起的经期推迟、量少色淡、头晕心悸、面色苍白等。

忌 → 当归具有补血活血的作用，月经过多者不宜服用。

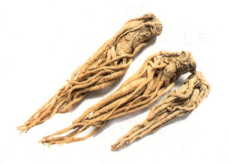

当归能补血调经，主治月经不调、经闭、痛经等症。

# 痛经

 清淡温热饮食　 粗粮奶类豆类　 辛辣调味品　 受寒

　　痛经多由情志所伤，六淫为害，导致冲任受阻；或因素体不足，胞宫失于濡养，导致经期或经行前后呈周期性小腹疼痛的月经病，又称"经行腹痛"。对此症除要积极治疗妇科病外，也要注意日常调养。生活起居要有规律，避免熬夜，注意保暖，经常锻炼提高身体免疫力。饮食营养均衡，多吃药食同源的温热食物。经期尽量不吃生冷、酸辣刺激性食物。下面介绍几款食疗方供辅助调养采用。

## 生姜红枣汤　养血止痛

**材料**　生姜、大枣各10枚，红糖50克。

**做法**

将生姜切丝，大枣去核，与红糖同置锅中，加清水煮至枣熟烂即成。每日1次。

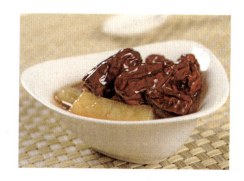

宜 → 适用于气血不足，络脉失养引起的痛经。
忌 → 功能性消化不良者慎食生姜。

# 木芙蓉花清热凉血茶　　*清热凉血*

**材料**　木芙蓉花、莲蓬各15克，冰糖适量。

**做法**

将木芙蓉、莲蓬加清水煮沸，转小火再煮10分钟取汁，调入冰糖，代茶饮用。

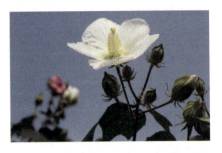

木芙蓉花有凉血止血之功效，对血热型痛经疗效好。

宜→ 适用于血热型痛经、月经量过多等症。

忌→ 寒性痛经者不宜饮用此茶。

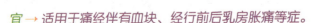

# 山楂玫瑰生姜茶　　*活血化瘀*

**材料**　山楂15克，玫瑰花、生姜各10克，红糖适量。

**做法**

1.将生姜洗净，去皮，切成片或细丝。

2.将山楂、玫瑰花分别洗净，备用。

3.将生姜、山楂、玫瑰花与红糖一同放入锅中，加适量清水煎煮取汁，代茶饮用。

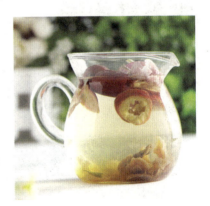

宜→ 适用于痛经伴有血块、经行前后乳房胀痛等症。

忌→ 脾胃虚弱者慎饮此茶。

# 青核桃仁精 活血止痛

**材料** 青核桃仁 3000 克，红糖 1000 克，
黄酒 4000 毫升。

**做法**

1.将青核桃仁捣碎。

2.将核桃仁放入砂锅中，加黄酒、红糖，
小火炖至粥状，起泡时离火出锅。

3.将煮好的核桃仁晒干、捣碎，装瓶。
每次取 20 克，温开水冲服，每日 3 次。

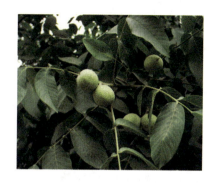

青核桃仁有止痛功效，
对痛经诸症有调理作用。

宜→ 适用于寒凝血瘀引起的痛经见少腹瘀血积块、疼痛等。
忌→ 阴虚火旺的患者要避免食用青核桃仁。

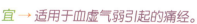

# 化瘀止痛粥 理气止痛

**材料** 薤白15克，丹参20克，桃仁20克，
粳米 100 克，冰糖适量。

**做法**

将薤白、丹参、桃仁煎沸 20 分钟，去渣
留汁，放入粳米，将熟时加冰糖，煮成
粥食用。

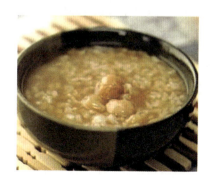

宜→ 适用于血虚气弱引起的痛经。
忌→ 桃仁不可与杏仁同食，容易造成苦杏仁苷中毒。

# 闭经

 常吃瘦肉豆类

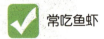 常吃鱼虾

 体重过低或肥胖

 紧张情绪

闭经是一种常见的妇科病，分为原发性闭经和继发性闭经两种。原发性闭经是指年满 18 岁以上，月经仍未来潮的症状，常与性染色体异常有关。继发性闭经是指月经周期建立之后，除怀孕、哺乳等原因，又未到绝经期，月经突然停止超过 3 个月仍未来潮。继发性闭经多与精神紧张、内分泌异常有关。

中医认为，闭经分为虚实两类。虚证多与先天精气不足有关，加上后天有失补养所致。实证指气滞血瘀，经脉不畅，多受外邪或饮食失节所致。应注意饮食结构均衡，荤素搭配，多补充蛋白质。忌生冷油腻，宜多吃瘦肉、豆类等帮助补气血的食物。

## 黑豆红花汤 滋补脾肾

**材料** 黑豆 50 克，红花 5 克，红糖 15 克。

**做法** 将黑豆用水浸泡透，加清水以大火煮至黑豆熟透，入红花、红糖，稍煮即成。

宜→适用于血虚气滞引起的闭经、痛经等症。

忌→红花能活血通经，月经过多者禁服。

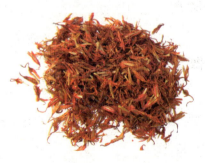

红花有祛瘀止痛的功效，对血瘀经闭、痛经等症有效。

# 大枣木瓜猪肝汤 益气养血

**材料** 木瓜1个，大枣20枚，猪肝50克，盐适量。

**做法**

1.将红枣洗净去核；木瓜洗净后去皮、瓤，切成薄片。

2.猪肝洗净，剁碎。

3.将食材同放锅中，加适量清水，大火煮沸后转小火炖20～30分钟，加盐调味。食肝、瓜、枣，饮汤。

宜 → 适用于气血双亏引起的闭经。

忌 → 胃寒、体虚者慎食木瓜。

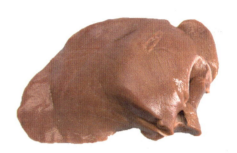

猪肝有补肝养血的功效，对闭经有辅助治疗的作用。

# 王不留行炖猪蹄 活血调经

**材料：** 王不留行30克，茜草、川牛膝各15克，猪蹄250克。

**做法：**

将诸药物装纱布袋，与猪蹄共炖至烂熟，服汤食肉。每日1次，分2次服用，5日为1个疗程。

宜 → 适用于肝肾亏虚引发的闭经。

忌 → 血虚无瘀滞者禁服王不留行。

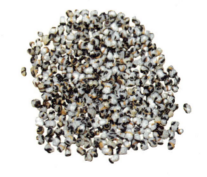

王不留行善于通利血脉，活血通经，可调理血瘀型闭经。

# 马鞭草蒸猪肝  *活血化瘀*

**材料** 鲜马鞭草60克，新鲜猪肝
100克。

**做法**

1. 将马鞭草洗净切碎。

2. 将猪肝洗净切片。

3. 将马鞭草与猪肝一同放入瓷盘
中，隔水蒸熟。食猪肝，每日1剂。

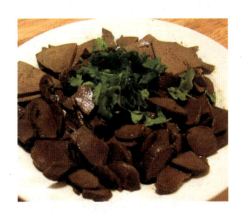

宜 → 适用于闭经、白带过多等症。

忌 → 脾胃虚弱者慎用马鞭草。

# 榕树叶酒  *活血通经*

**材料** 榕树叶90克，白酒500毫升。

**做法**

1. 将容器用开水消毒，晾干，备用。

2. 将榕树叶焙干研末，浸入白酒中。

3. 将容器密封3日即成。每次服食9
毫升，每日1次，连服3～5日。

宜 → 适用于因血瘀导致的月经不调、经
闭、痛经等症。

忌 → 榕树叶与辛辣刺激食物同食会降低
药效。

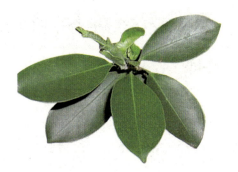

榕树叶可疏通经络，改
善血液循环，缓解因血瘀导
致的闭经等症。

# 女性不孕症

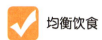 均衡饮食　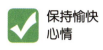 保持愉快心情　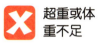 超重或体重不足　 烟草

　　不孕症是一种常见的生殖系统疾病，原因多种多样，与男女双方都有关系，女方原因所占比例更高一些。排卵障碍、宫颈病变、输卵管异常、子宫内膜异位等都可导致不孕。

　　不孕症首先要排除器质性疾病，再结合月经情况辨证治疗。肾阳虚衰、宫寒不孕者，宜温肾补气养血调经。肾阴不足，或子宫蕴热而致不孕者，宜滋阴养血调经。肝郁不孕者，宜疏肝解郁理气调经。痰湿不孕者，宜燥湿化痰理气调经。血瘀不孕者，宜活血化瘀调经。下面介绍几款原料普通、制作简便的不孕症食疗方供辅助调理。

## 艾叶暖宫粥　温暖子宫

**材料**　艾叶15克（鲜品30克），粳米100克，红糖适量。

**做法**

将艾叶水煎取汁，与粳米同煮为粥，粥熟调入红糖即成。早、晚温热服食。

宜→适用于宫寒导致的不孕症。

忌→月经期间忌食艾叶。

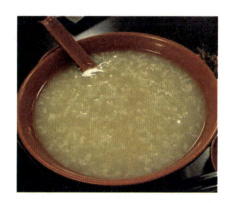

# 巴戟羊肉粥　补肾助阳

**材料** 精羊肉 60 克，巴戟天、肉苁蓉各 10 克，粳米 100 克，葱白 2 茎，生姜 3 片，盐适量。

**做法**

1. 将羊肉洗净，切成小块。

2. 巴戟天、肉苁蓉洗净切碎，水煎取汁。

3. 将药汁加适量清水，与粳米、羊肉同煮沸，加葱白、生姜、盐，煮成粥。趁热食，每日 1 剂，5～7 日为 1 个疗程。

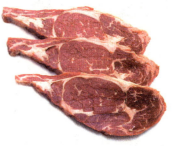

羊肉可补肾助阳，对肾阳虚衰导致的不孕有益。

宜 → 适用于肾阳虚衰引起的女子不孕症。

忌 → 肉苁蓉能润肠通便，大便溏薄及慢性腹泻者不建议服用。

# 枸杞肉丁　滋养阴血

**材料** 猪肉 250 克，枸杞子 15 克（磨浆），番茄酱 50 克，料酒、淀粉、白糖、白醋、油、盐适量。

**做法**

1. 将肉洗净、拍松、切成小丁，加料酒、盐、湿淀粉腌 15 分钟。

2. 将肉丁蘸上干淀粉，用六七成热的油略炸捞出，油热复炸至酥盛出。

3. 枸杞浆调入番茄酱、白糖、白醋，倒入余油中炒浓，下肉丁翻炒均匀。

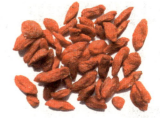

枸杞子具有滋补肝肾的功效，适合肾阴虚不孕者食用。

宜 → 适应于肾阴虚引发的不孕症。

忌 → 枸杞子中含有丰富的糖分，糖尿病者不建议食用。

# 海参烧肉 养阴补阳

**材料** 五花肉400克，海参3根，生抽、盐适量。

**做法**

1.海参、猪肉处理干净、切片。

2.将海参加水适量，小火炖至五成熟下猪肉，加盐调味，小火炖至肉烂即可。

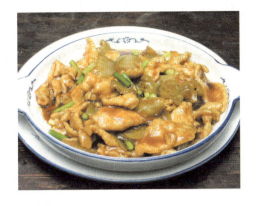

宜→ 适于女性不孕症、阳痿者食用。

忌→ 高血压、高血脂、冠心病患者不宜多食五花肉。

# 米酒炒海虾 温补肾阳

**材料** 鲜海虾400克，米酒250克，小油菜100克，葱姜末适量，油、盐适量。

**做法**

1.将海虾洗净，去壳、去虾线，用米酒浸泡10分钟。小油菜洗净，切成两段。

2.油入热锅煮沸，加葱花、姜末爆锅，下小油菜翻炒，再入虾炒至熟，加盐调味即可。

宜→ 适用于肾阳不足之不孕症，伴形寒肢冷、性欲冷淡等症。

忌→ 哮喘、皮肤病患者不宜食用本品。

# 妊娠呕吐

 饮食营养均衡丰富  食用易消化食物  忧虑紧张  高糖高盐饮食

　　妊娠呕吐多发生在受孕后6～12周之间，是妊娠早期征象之一。本症轻者出现食欲减退、择食、晨起恶心及轻度呕吐等症状，一般在3～4周后自行消失，不需要特殊治疗。严重者会呕吐频繁，不能进食，造成严重饥饿、脱水或酸中毒，影响胎儿正常发育。本病属于中医学的"恶阻"范畴，多为冲脉之气上逆，循经犯胃，胃失和降所致，当以降逆止呕，调和脾胃为治。应多食富含蛋白质、维生素、纤维素的食物。此外，应忌食有损脾胃的食物，如寒凉水果、油腻、油炸食物、甜食。合理食疗有良好的防治作用。

## 姜汁牛奶　降逆止呕

**材料** 鲜牛奶200毫升，生姜汁10毫升，白糖20克。

**做法**

将鲜牛奶、生姜汁、白糖混匀，煮沸。温热服，每日2次。

宜→适用于妊娠呕吐之不能进食者。

忌→牛奶中含有大量的蛋白质，不宜与茶叶、柿子、韭菜、空心菜同食。

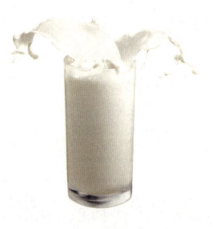

# 柿蒂汤 润肺止呃

**材料** 柿蒂 30 克，冰糖 60 克。

**做法**

1. 将柿蒂洗净，备用。

2. 将柿蒂与冰糖一同放入锅中，加适量清水煎服。每日 1 剂。

宜 → 适用于肝热气逆型妊娠呕吐。

忌 → 柿蒂与螃蟹同食可能导致呕吐、腹泻。

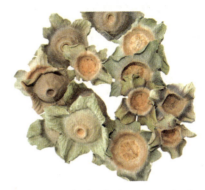

柿蒂有降气止呃的功效，可缓解妊娠呕吐症状。

---

# 砂仁蒸鲫鱼 益胃止呕

**材料** 鲫鱼 1 条（500 克），砂仁 6 克，生姜 3 片，精盐、料酒各适量。

**做法**

1. 将鲫鱼宰杀，去鳞、鳃及内脏，洗净，砂仁研末，填入鲫鱼腹内。

2. 鱼放入碗内，加姜片、料酒、精盐及水少许，上笼蒸熟。

宜 → 适用于胃虚失降型妊娠呕吐。

忌 → 感冒发热者忌食鲫鱼。

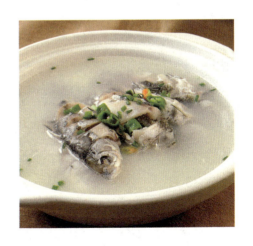

# 白糖米醋蛋　和中止呕

**材料**　鸡蛋1个，白糖30克，米醋60克。

**做法**

1.先将米醋放入锅中，煮沸，加入白糖使其溶解。

2.往煮好的糖醋液中打入鸡蛋，中火煮沸，待蛋半熟即成。每日2次。

宜 → 适用于妊娠呕吐及肝胃不和呕吐者。

忌 → 胃病、骨折、骨质疏松、米醋过敏者不宜饮用米醋。

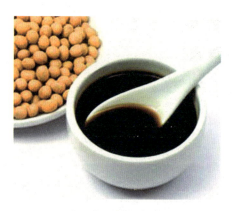

米醋可促进消化、健胃消食、止呕，可缓解孕早期的呕吐反应。

# 蔗汁姜丝粥　和胃止呕

**材料**　甘蔗汁1杯，姜丝6克，大米60克。

**做法**

将大米淘洗净，锅内加水适量，放入大米、姜丝煮粥，快熟时加入甘蔗汁略煮即成。每日2次，连服10～15日。

宜 → 适用于妊娠呕吐以及由于胃阴亏虚有热所致的呕吐、干呕等。

忌 → 脾胃虚寒、胃腹寒痛者慎食。

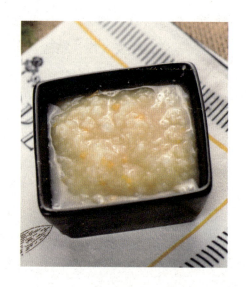

# 产后缺乳

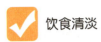 饮食清淡 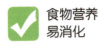 食物营养易消化  酸涩及寒性食物  麦芽等回乳之品

产妇产后乳汁甚少或完全无乳,称为产后缺乳,又称乳汁不足。中医认为,乳汁为脾胃气血化生,其正常分泌还需依赖于肝气的疏泄功能。产后缺乳主要病因有产妇脾胃虚损、消化吸收功能差、分娩失血过多。乳汁的分泌与乳母的情绪也息息相关,任何精神刺激,如忧虑、惊恐、烦恼、悲伤,都会影响乳汁分泌。此病分为气血虚弱、肝郁气滞、痰气壅阻三类。乳汁分泌不足的产妇应多食富含蛋白质、糖类、维生素的食物。忌食麦乳精、花椒等回乳之物,以及生冷寒凉食物。

## 鸡血藤茶 养血活络

**材料** 大枣7枚,鸡血藤12克,桑寄生24克。

**做法**

将大枣、鸡血藤、桑寄生洗净,放入锅中,加适量清水煎2次,去渣取汁,两液混匀,代茶饮用。

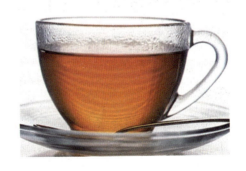

宜 → 适用于气血虚弱型产后缺乳,伴头晕、思睡、乏力、面色口唇淡白、指甲淡白等。

忌 → 阴虚火旺者及体虚者慎用鸡血藤。

# 金针菜炖母鸡  补气益血

**材料** 金针菜 30 克，老母鸡 1 只。

**做法**

1. 将老母鸡宰杀洗净，金针菜洗净，纳入鸡腹，用细线扎紧。

2. 将鸡放入砂锅，加足量水淹没母鸡，炖至软烂，加入调料。佐餐当菜，随意服食。

宜→ 适用于气血虚弱型产后缺乳，症见产后乳少、乳汁清稀、乳房柔软无胀感、面色少华、神疲乏力等。

忌→ 金针菜含有丰富的蛋白质、脂肪，不宜与鸽肉、鹌鹑肉同食。

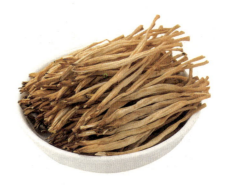

金针菜能通乳、补血，哺乳期乳汁分泌不足者食之可通乳下奶。

# 木瓜炖猪蹄  活络通乳

**材料** 番木瓜 500 克，猪前蹄 1 只，盐适量。

**做法**

将番木瓜、猪蹄处理干净，分别切成小块，加水适量，炖至猪蹄熟透，加盐调味，每日分 2 次食。

宜→ 适用于气血虚弱型产后缺乳。

忌→ 猪蹄不宜与梨、杏等同食。

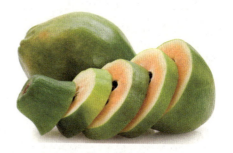

木瓜中的凝乳酶具有一定的通乳作用，对产后缺乳有效。

# 归芪鲤鱼汤  *养血通乳*

**材料** 大鲤鱼1尾，黄芪50克，当归15克，盐适量。

**做法**

1.将鲤鱼去鳞及内脏、洗净切块，与黄芪、当归同放砂锅内。

2.加水适量，小火煮至鱼肉烂熟，去渣调味。食鱼肉饮汤。隔日1剂，连服3~5日。

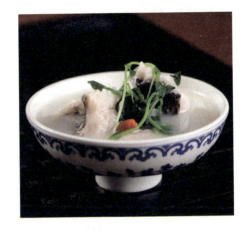

宜 → 适用于产妇产后缺乳，症见乳少甚或全无、乳汁清稀、乳房柔软无胀感、面色无华、神疲食少等。

忌 → 食积停滞、肝郁气滞、阴虚阳亢、干瘦无汗者慎食黄芪。

# 丝瓜桃仁汤  *活血通乳*

**材料** 丝瓜250克，桃仁10克，红糖适量。

**做法**

将丝瓜洗净切片，与桃仁共放锅中，加水煎沸15~20分钟，调入红糖。每日1剂，分3次服，连服3日。

宜 → 适用于气滞血瘀型产后缺乳。

忌 → 丝瓜不宜与菠菜、芦荟同食。

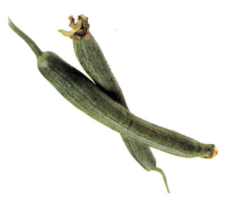

丝瓜能活血通络，可改善血瘀型产后缺乳。

# 产后恶露不下

 多吃蔬果　　 高营养高纤饮食　　 浓茶咖啡　　 辛辣食物

　　产后恶露不下是以胎盘娩出后子宫内的瘀血浊液（恶露）停蓄不下或下亦甚少，伴小腹疼痛为主要临床表现的产科常见病症。发病多与产妇分娩时受寒邪，或产妇身体气血虚冷，导致气滞血瘀有关。治疗时宜散寒、活血、补虚。同时要注意产后保暖，避免受寒，下腹部可做热敷，以温通气血。可多吃有活血化瘀和补血功效的温性食物，下面介绍几款食疗方供辅助治疗。

## 卷柏饮 *活血化瘀*

**材料** 卷柏全草适量。

**做法**

将卷柏全草洗净晒干，每次取 15 克，加开水浸泡。代茶饮。温服，每日 1 次。

宜→适用于血瘀型产后恶露不下，症见下之甚少，时下时止，色暗红，挟有血块，小腹胀痛等。

忌→饮用此茶忌寒凉、生冷、辛辣油腻食物。

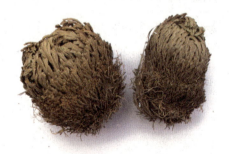

卷柏能活血通经，可辅助调理产后恶露不下。

# 益母草生姜红糖饮 养血调经

**材料** 益母草、红糖、生姜各适量。

**做法**

将益母草洗净切成小段，加水煎煮，去渣取汁，代茶饮。每日1剂，连服3～7日。

宜→ 适用于产后恶露不下，症见恶露量少、色黑有块等。

忌→ 生姜辛温燥烈，阴虚内热、血热妄行者慎用。

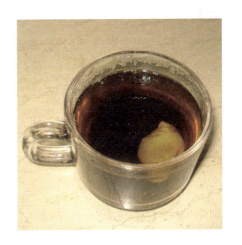

# 山楂红糖饮 活血散瘀

**材料** 山楂、红糖各30克。

**做法**

将山楂洗净，切片，晒干，加水750毫升，煎至熟烂，调入红糖。代茶饮，一般服3～5次有效。

宜→ 适用于血瘀型产后恶露不下。

忌→ 山楂含果酸较多，胃酸分泌过多者及患牙病者不建议食用。

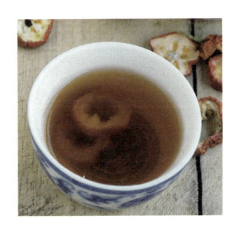

# 参芪鸡汤　　缓急止痛

**材料**　母鸡1只（750克），黄芪、党参、
白芍、大枣各30克，盐适量。

**做法**

1. 鸡洗净切块，入开水焯烫。

2. 将黄芪、党参、白芍放入纱布袋，扎
紧封口，与大枣一同放入砂锅内。

3. 加水2000毫升煮至烂熟，去药调味，
食肉喝汤。分2次服，连用3～5日。

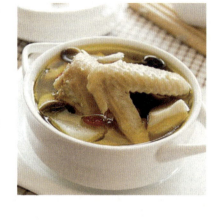

**宜 →** 适用于气血亏虚型产后恶露不下引起的腹痛。

**忌 →** 鸡汤有温补作用，菊花清热凉血，二者忌同食。

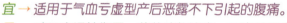

# 当归生姜羊肉汤　　散寒止痛

**材料**　羊肉250克，生姜、当归各15
克，盐适量。

**做法**

1. 将羊肉洗净，切块，入开水焯烫。

2. 将当归、生姜切片。

3. 将羊肉、生姜、当归一同放入锅中，
加水1000毫升，煮至肉烂，加盐调味。
吃肉饮汤，每日1次，连用3日。

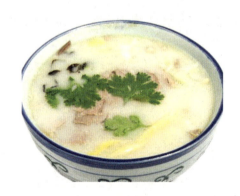

**宜 →** 适用于血虚寒阻胞宫，产后小腹隐隐作痛，恶露少色淡等症状。

**忌 →** 当归甘温补润，故湿盛中满、大便泄泻者忌服。

# 乳腺增生

 低脂肪饮食　　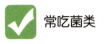 常吃菌类　　 咖啡浓茶酒　　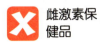 雌激素保健品

　　乳腺增生中医称乳癖，单侧或双侧乳房出现肿块，月经来潮时肿胀加重，经行之后减轻。患者可自我检查乳房，如发现乳房有界限不清的粗条索状肿块，质韧、稍硬，有压痛，与皮肤及深部组织之间无粘连，可推动，即为乳腺增生。乳腺增生与情志有关，当过度郁怒、忧思时，常致气血痰湿郁乳络，最终结聚成核。治疗本病，应以疏肝解郁、活血化瘀、消痰散结为主。乳腺增生患者除药物治疗，还可通过食疗缓解病情，以下推荐的几种食疗方法，均能疏肝理气，解郁散结，适合乳腺增生者食用。

## 海带鳖甲猪肉汤　消痰软坚

**材料**　海带、鳖甲、猪瘦肉各65克，盐、麻油适量。

**做法**

将海带、鳖甲和猪瘦肉洗净，切小块，共煮成汤，加适量盐、麻油调味。每日分2次温服，吃海带。

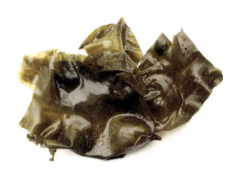

宜→适用于乳腺增生，见乳房胀痛、乳腺肿块和乳腺结节等症。

忌→脾胃虚寒、消化不良及甲状腺功能亢进者慎食海带。

　　海带能软坚散结、消肿利水，对乳腺增生有调理作用。

# 橘饼饮　理气解郁

**材料**　金橘饼50克。

**做法**

将金橘饼洗净、切碎放入砂锅，加水中火煎煮15分钟。早、晚分服，同时嚼食金橘饼。

宜 → 适用于情志不畅所致的乳腺增生。

忌 → 金橘多食生热，肠胃虚寒、齿龈肿痛者慎食。

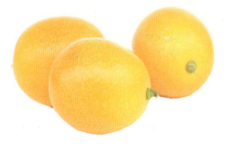

金橘能理气、解郁，缓解胸闷郁结，对乳腺增生有益。

# 佛手元胡猪肝汤　活血化瘀

**材料**　元胡、佛手各10克，制香附8克，猪肝100克，葱花、姜丝、盐适量。

**做法**

1. 猪肝洗净，切片。

2. 佛手、元胡、制香附洗净，加适量水煮沸后转小火再煮30分钟，去渣留汤。

3. 汤中加入猪肝，葱花、姜丝、盐，煮熟食用。

宜 → 适用于肝气郁结、气滞血瘀型乳腺增生，也对月经不调有效。

忌 → 肝病、心血管疾病、肥胖体质者忌食猪肝。

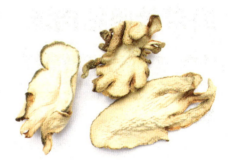

佛手有疏肝散结的功效，可缓解情绪郁结所致的乳腺增生。

# 青皮炒兔肉  散结止痛

**材料** 青皮12克，生姜9克，兔肉150克，料酒、盐、花椒、姜末、酱油、麻油适量。

**做法**

1. 将青皮用温水泡开切小块。兔肉洗净切丁，加食盐、姜末、葱段、料酒、酱油稍腌。

2. 锅中放油，下兔肉炒至肉色发白，下青皮、花椒、生姜、葱段等继续翻炒至熟，调味，炒至收干水分，淋上麻油。

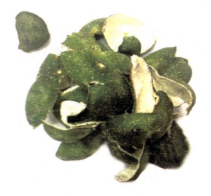

青皮可理气散结，对经前乳房胀痛明显的乳腺增生疗效佳。

宜 → 适用于乳腺增生引起的经前乳房疼痛、有烧灼感等。
忌 → 孕妇、脾虚泄泻者、腹泻便溏者忌食兔肉。

# 田七薤白鸡肉汤  止痛化瘀

**材料** 鸡1只，枸杞子20克，田七、薤白各少许，葱段、姜片、盐适量。

**做法**

1. 将鸡处理干净；田七、薤白洗净切碎，装入鸡腹中扎口。

2. 将鸡放锅中，加葱段、姜片、枸杞子及清水适量，小火慢煲2小时，加盐调味。

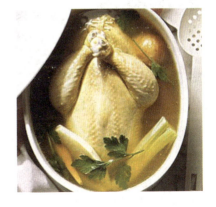

宜 → 适用于气滞血瘀型乳腺增生，见乳房肿块、乳房疼痛、月经不调等。
忌 → 风寒咳嗽、脾胃虚寒者慎食百合。

# 更年期综合征

 常吃谷物
新鲜蔬果　　 摄入充足
水分　　 常吃豆
制品　　 过油过咸
过甜

　　更年期综合征中医称"绝经前后诸证"。中医认为女性停经前后肾气渐衰，脏腑功能逐渐衰退，使人体阴阳失去平衡，因而有面红潮热、眩晕头胀、烦躁易怒、抑郁忧愁、心悸失眠、阴道干涩灼热、腰酸背痛、骨质疏松等症状。

　　其病机分为虚实两种，治疗以调治肾阴阳为大法，若涉及他脏者，则兼而治之。由于本病虚实夹杂，五脏也可受其影响，故患者是虚是实，是寒是热必须辨证准确，达到调治目的。更年期综合征除了要科学治疗，还应注重养生保健，参加体育锻炼，保持心情愉快，配合食疗调补，才能彻底消除更年期症状恢复健康。

## 鲜百合汤　滋阴安神

**材料**　鲜百合50克，酸枣仁15克。

**做法**

将百合用清水浸24小时，酸枣仁水煎，取汁将百合煮熟，连汤服用。睡前服。

宜→ 适用于阴虚内热、虚烦失眠、神志恍惚、情绪不能自主、口苦等症。

忌→ 肾阳不足者、大便稀溏者不宜食用百合。

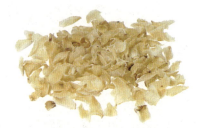

　　百合能清心利眠安神，可缓解更年期综合征引起的失眠、多梦、易惊等。

# 银杞明目汤 补益肝肾

**材料** 水发银耳15克，枸杞子5克，鸡肝100克，茉莉花、料酒、姜汁、食盐、淀粉、清汤适量。

**做法**

1.将鸡肝洗净切薄片，加水淀粉、料酒、姜汁、食盐腌制。

2.银耳洗净撕小片，浸泡待用。茉莉花去花蒂，洗净；枸杞子洗净。

3.清汤下入银耳、鸡肝、枸杞子，加料酒、姜汁、食盐煮沸，去浮沫，煮至鸡肝熟，盛出撒茉莉花。

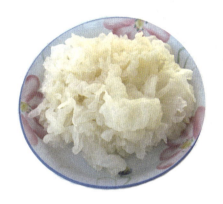

银耳能滋阴润燥，可缓解更年期潮热等。

宜 → 适用于有头昏耳鸣、视物模糊等症状的肝肾阴虚型更年期患者。

忌 → 银耳有抗血小板聚集的作用，有出血性倾向疾病者慎食。

# 二仙烧羊肉 温补肾阳

**材料** 仙茅、仙灵脾、生姜各15克，羊肉250克，盐少许。

**做法**

将三药装入纱布袋，羊肉洗净切好，同放锅内，煮至肉烂熟，加佐料调味。食肉饮汤。

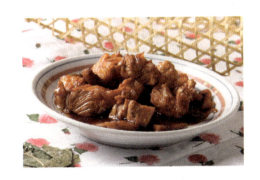

宜 → 适用于脾肾阳虚的更年期综合征诸症。

忌 → 用此方时忌食生冷、牛肉、牛奶、含铁丰富的食物。

# 燕窝汤　生津养血

**材料**　燕窝3克，冰糖30克。

**做法**

1.燕窝用温水浸泡至松软，沥干水分，撕成细条，备用。

2.锅中加入清水250毫升，下冰糖，小火煮沸溶化，用纱布滤除杂质，倒入净锅，下燕窝，小火加热至沸即成。

宜→ 适用于更年期阴血不足引起的头晕、耳鸣、心悸等症状。

忌→ 感冒发热时不建议食用燕窝。

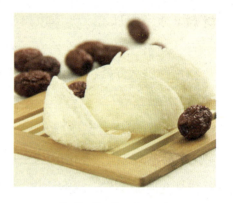

　　燕窝能养胃润虚，经常食用可舒缓焦虑、失眠等更年期症状。

# 清蒸杞甲鱼　滋养阴血

**材料**　甲鱼1只，枸杞子15克，葱、姜、蒜适量，盐、糖各少许。

**做法**

将甲鱼去内脏洗净，枸杞子放入甲鱼腹内，加葱、姜、蒜、盐、糖等调料，放锅上清蒸，待熟后食肉饮汤。

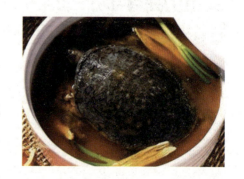

宜→ 适用于更年期肝肾亏损，阴虚内热，虚劳骨蒸等诸症。

忌→ 甲鱼性寒，脾胃虚弱者、腹泻者忌食。